はじめに――教食同源――

食という字は「人」と「良」とから成っており「人を良くする」とも読めるように、食べるという行為は人の身体的精神的向上発展に深く関わっている。古く、中国では北宋時代に作られた禅寺の規則「禅苑清規」（一一〇三）に食生活を整えることによって諸法を整えることができると説き、これを「食等法等（じきとうほうとう）」と呼んでいる。この教えを日本に伝えた道元（一二〇〇～一二五三）は「五観の偈（げ）」を作り、食事の前にこれを唱えさせて食を整えて修行することを実行させている。「五観の偈」とは、僧侶が食事の時に思い出すべき五つの観念を詩の文句のようにしたものという意味で、その文句は次の通りである。

一、功の多少を計り彼の來処を量る。（食物が供されるまでの苦労と施主の恩を思う。）

二、己が徳行の全闕と忖って供に応ず。（自己にこれを受けるに値する徳があるかどうかを考える。）

三、心を防ぎ過貪等を離るるを宗とす。（自制して多くを貪らないよう慎む。）

四、正に良薬を事とするは形枯を療ぜんが為なり。（心身を維持するために必要な薬として頂

く。）

五、道業を成ぜんが為にこの食を受くべし。（道を修めるための食物であることを自覚せよ。）

以上の五つのことをよく考えてから感謝の気持ちをもって食事をせよ、というのが「五観の偈」の教えである。（第五章給食と教育、中扉頁参照）

ヨーロッパではフランスのルソーが教育小説『エミール』（一七六二）の中で、自然食を自然の法則に従って食べることにより、自己保存と人間として自立することを習得できると述べており、さらにアメリカの教育者デューイも『学校と社会』（一八九九）の中で、子供たちが本能的に興味をもつ工作や料理・食事を通して、生活と教育を結合することの利点を説いている。

近年、栄養学、医学、歯学、生物学などの進歩により、食と教育の関係が科学的に立証されつつある。まず、食は人の生命を維持するエネルギー源として絶対不可欠なものであり、そして「医食同源」という言葉が示すように健康の維持増進を司っている。また逆にどんな病気に罹るかは、どんな食べものをどのように食べているか、すなわちその人の食習慣によって決まるといっても過言ではない。十九世紀初頭のフランス人、ブリヤ＝サヴァランが『味の生理学』（一八二六）の中で「君はどんなものを食べているかいってみたまえ、君がどんな人間であるかいい当ててみせよう」と書いているが、今や「もし、あなたのメニューを見せてくれるなら、

あなたの寿命を予測してみせよう」とまでいえるようになっている。

次に、人の進化の面を考えてみると、我々の祖先が樹上生活をしていて木の実や木の葉を食べていた世代から、サバンナに下りてきて草や穀類を食べるようになり、さらに狩猟により捕えた動物の肉を食べ、火を加えて調理したり、保存するなど食を工夫することによって人類は進化の度を速めてきたと考えられている。原始時代にあって食料を手にいれることは容易ではなく、よい獲物が得られる場所と時期や時刻を記憶しておくことは非常に有利なことであり、食べたものの味やその後の体への作用、毒性などを正確に記憶しておくことは生存上きわめて必要なことであったので、ここから食と記憶の本能的結び付きが生まれてきたと考えられる。

本書では、食べること、特に噛むことと学習効果との関係に焦点を当てて、動物実験の結果を人間で実証する過程を紹介しながら、これに関連するいろいろなエピソードを取り上げて読者の皆さんの参考に供した。

三番目に、人間形成の面から眺めると、集団生活においては食料を確保し、これを皆に不平不満なく分配できる者がリーダーの資格をもつ。集団に食料が不足すると分配方法が大変深刻な問題となり、力だけでは押さえきれなくなる。これをきちんと治めるには、その集団の構成員に教育による秩序が必要となる。反対に、ある集団に食料が豊富にあり、その配分を自由に

放任すると、その構成員は自分勝手に行動し、教育も秩序も崩壊する。この意味で、「教育の原点は食にあり」といえるのである。今日の教育の崩壊は、日本社会の物質的精神的飽食状態を放任してきたところに大きな誤りがあったと思われる。「衣食足って礼節を知る」という言葉があるが、衣食は不足してもありあまっても礼節は乱れるようで、今は衣食がありあまる社会での教育はいかにあるべきかを考えてみなければならないと思う。

四番目に、食物を噛むという行為を考えてみると、これは単に食物を粉砕し嚥下し消化吸収しやすくするためだけのものではなく、生きる希望を失った寝たきりの人に生きる意欲を蘇らせ起き上がらせたり、脳の働きを活発にしたり、精神的ストレスを解消したり、病気を予防し健康を増進したりといろいろな効果があることが分ってきた。

たとえば、歯がないために噛んで食べることができない寝たきりのお年寄りに入れ歯を作ってあげると、元気になり起き上がって歩けるようになったとか、よく噛んで食事をしていると脳内の満腹中枢が早く働き出し、食べ過ぎることがなく肥満が防止され、成人病が予防されるとの報告もある。糖尿病、動脈硬化症、心筋梗塞、高血圧症、脳出血などは成人以降に年齢と共に増加する病気であることから成人病と呼ばれてきた。しかし、近年これらの病気が若年者にもみられるようになり、成人になることが原因ではなく、不健康な生活習慣が原因であると

考えられるようになり、平成八年十二月、厚生省は公衆衛生審議会の答申を受けて成人病を生活習慣病と呼ぶように改正した。この生活習慣とは毎日の運動、休養、栄養の取り方をいうが、何を、どれだけ、どのように食べているかという食習慣の占める割合が最も大きいのである。

五番目に、考えるという行為がどう食と関わっているのかという点であるが、考えるのは脳であり、その脳は生物進化の過程を辿ってみると常に口の近くにあって、摂食方法の進歩と共に進化してきたことがよく分る。口をもった最も原始的な動物はヒドラやイソギンチャクなどの腔腸動物だが、かれらの口は丸い穴が開いているだけのもので、その周囲には神経細胞が密に冠状に集合していて、脳の原型を形成している。それが長く伸びて脊索となり、次に脊髄になって、その先端が膨れ上がって脳ができた。これに伴って、摂食方法も水中浮遊物の吸引から多くの魚類、両生類、爬虫類、哺乳類が行っている固形食の丸呑みになり、草食動物の磨り潰し、そして最後に霊長類にみられるような、穀物でも野菜でも肉類でも何でも摂取できる高度な咀嚼へと発展してきた。

人間の先祖は四つ足歩行から二本足で立ち上がり、手を使えるようになると道具を作って自分に都合よく使えるホモ・ハビリス（器用な人）となり、さらに大脳が発達してホモ・サピエンス（賢い人）へと進化した。ラテン語でホモは人、ハビリスは具合がよい、熟達している、

サピエンスは賢いという意味だが、サピエンスにはこのほかに「味が分る」という意味がある。味が分るとはあの味とこの味の区別がつく、食べられるものと有毒のものの判別ができる、つまり賢い人ということである。日本語でも、「酸いも甘いも分る人」といえば経験豊かな賢い人を指すのと同じ発想に拠るものであろう。いずれにしても、ホモ・ハビリスもホモ・サピエンスも食べることに最も多く頭を使い、考えたことと想像される。たとえば、いつ、どこで、どんな獲物が採れるか、どれが有毒か、どう料理しどう貯蔵すればよいかなどなど、ホモ・サピエンスの脳は食べること、噛むことを考えながら、ますます発達してきたと考えられるのである。食べものに気をつけていれば病気にならないことや、病気を治す食べものがあることを発見し「医食同源」という考え方も出てきた。

このようなわけで、摂食という行為はきわめて動物的でありながら動物を超えた人間的な面がある。動物は生きるためだけに食べるので、質的にも量的にもそれ以上のことは望まないが、人間はただ生きるために食べるだけでは満足できず、もっと美味しいもの、もっと体によいものを食べたいと思い、そのように努力する動物である。それが原動力となって、文化の花が開き、道徳の実が結び、社会組織が築かれてきたと考えられる。そこで、食から人間を考えてみようというのが本書の意図するところである。しかし、何分にも知識経験に乏しく間違った考

え方をしているところもあるかも知れない。賢明な読者の皆様からの厳しいご批判と温かいご教示をお待ちしている。

目　次

第一章　咀嚼と学習

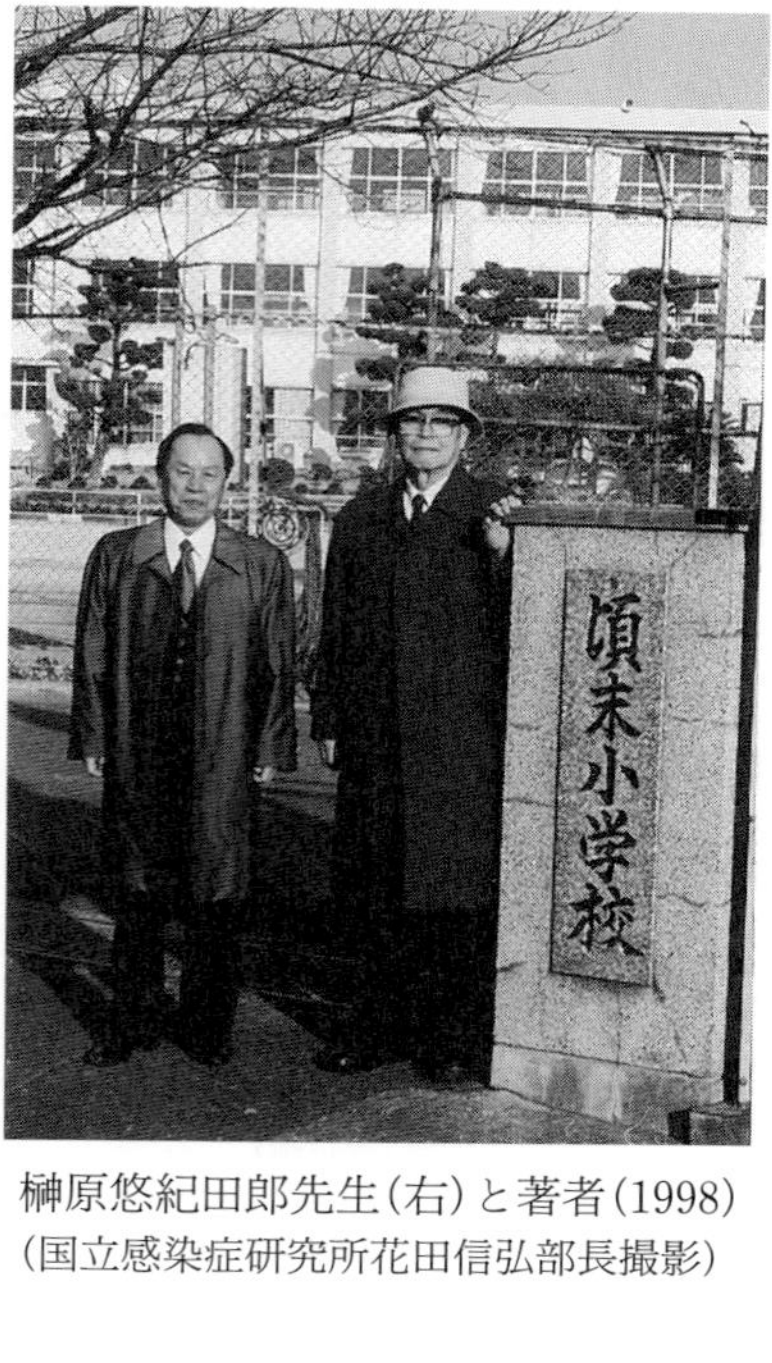

榊原悠紀田郎先生（右）と著者（1998）
（国立感染症研究所花田信弘部長撮影）

中扉（前頁）の写真説明

福岡県水巻町の頃末小学校では、一九五二〜一九五四年の三年間にわたり、神田三郎歯科校医の指導の下に、綿密なる実験計画に基づき阻嚼と学習成績の関連性に関する調査が実施された。

噛むという行為は単に食物を細かくし、嚥下し、消化吸収しやすくするためだけのものではなく、生きる希望を失った寝たきりの人に生きる意欲を蘇らせ起き上がらせたり、脳の働きを活発にしたり、精神的ストレスを解消したり、病気を予防し健康を増進したりと、いろいろな効果があることが分ってきた。

たとえば、歯がないために噛んで食べることができない寝たきりのお年寄りに入れ歯を作ってあげると、食物を噛んで食べられるようになり、次第に元気になり、ベッドの上に起き上がり、やがて歩けるようになったとか、よく噛んで食事をしていると脳内の満腹中枢が早く働き出し、食べ過ぎることがなく肥満が防止され、糖尿病、動脈硬化症、心筋梗塞、高血圧症、脳出血などの生活習慣病が予防されるなどの報告がある。さらに、よく噛むと脳の血流量や記憶物質が増加し、学習成績が向上したり、物忘れが改善されたという報告もある。

この章では、これらの問題の経緯についてお話しようと思う。

一　噛めない子がいるのよね

堂本暁子先生がTBSのニュースキャスターをしておられた頃、無認可の保育施設である「ベビーホテル」の取材中に、保母さんたちが「噛めない子がいるのよね」と話しているのを耳にされて不思議に思い調査を始められた。全国の保育園四九三五カ所、四〇万六五九八人の園児について調査した結果、噛めない子、噛まない子は、二〜三歳児で一・七パーセント、四〜五歳児では〇・八パーセントであることが分り、これらの調査結果は、一九八五年三月十五日に「報道特集　噛めない子」として放映された（一九九一年十一月二十二日、第七回那覇市学校歯科保健大会、堂本暁子特別講演より）。

このように、噛めない子が増えてきた理由として、元東京都立母子保健院長、二木武先生は、離乳の急ぎ過ぎと離乳後の食べ物の軟食化を挙げておられる。先生は「離乳期とは、乳から離すための期間ではなくて、食物を噛んで食べることを習得させる期間ですから、乳のような液体食から、ドロドロした流動食に進み、次にお粥のような軟食を与え、最後にご飯のような普通食が食べられるようになって、はじめて離乳が終わるのです。この間、乳幼児はチュウチュ

ウ飲み期、モグモグ食べ期、歯茎噛み期を経て、最後に歯噛み期に到達するのです。つまり、咀嚼という行為は、生後自然にできるようになるものではなく、親から教えられて、学習によって習得するものなのです。これは、ちょうど人間が二本足で立って歩くという動作が学習によって可能になるのと同じです。」と述べておられる。

このことは、次のミドナプールの姉妹に関する報告からも明らかである。一九二〇年、インドで布教活動をしていたシング牧師は、ゴダムリという村で狼に育てられた子供を二人発見し、牧師夫妻が経営するミドナプールの孤児院に収容した。二人とも女の子で、当時、姉は推定八歳くらい、妹は一歳半くらいで、姉妹とも二本足で歩くことも、立つことさえもできなかった。しかし、四つん這いで狼のように速く走ることができた。狼の習性をもった姉妹をなんとか人間に育てようと考えたシング牧師夫妻は、愛情をこめて辛抱強く養育したが、妹は不幸にも一年も経たないうちに病死してしまい、姉の方も九年後に死んでしまった。しかし、その間に姉は二本足で立てるようになり、五年後には二足歩行ができるようになったと報告されている（「狼に育てられた子」シング牧師著、中野善達・清水知子訳より）。

このミドナプールの姉妹の例は、我々にいろいろなことを教えてくれる。人間は人間の遺伝子をもって生まれてきた以上、人間として発育することは当然のことと考えられがちだが、そ

れは身体構造のことであって、人間としての動作、行動、性格は生後の学習によってはじめて人間となるのだということと、その学習の時期を失すると同じことを学習するのに何倍も多くの時間を要するということがよく分る。

咀嚼という動作についても同じような例がある。岐阜県にある歯科大学（現在の朝日大学歯学部）の付属病院の小児歯科に、当時一歳一カ月の男の子が母親に連れられてやってきた。まだ歯が生えてこないので診察して欲しいということであった。診察の結果、外胚葉異形成症という珍しい病気で、生まれつき、将来歯となるべき歯胚という組織が顎の骨の中に形成されていないことがX線撮影で確認された。それでこのことを説明して、食事指導を行ないながら経過が観察された。三歳九カ月頃、上顎の左側に第二乳臼歯が生えてきたが、それ一本だけであった。これでは噛めないので、食事は流動食か軟食で、上下の歯肉も発育不良のため歯肉でも噛めないので、舌と上顎の間で軟らかい食物を圧し潰すようにして食べていた。四歳になるまで歯で咀嚼するという経験をまったくもたないこの男の子は、幼稚園に入ると給食があるのでという理由で、親と子の希望で小児用の義歯を作って入れた。しかし、どうしても咀嚼することができず、食事のたびに義歯をはずしてしまう有様だった。いろいろ工夫して咀嚼を学習させた結果、一年六カ月くらいかかって、やっと普通食を咀嚼し呑み込むことができるようになっ

た。

この例からも分るように、食物を咀嚼して食べるという動作もまた、生後の学習が必要なのである。

二　特定研究『咀嚼機構』の始まり

一九八三年九月二十二日、東京医科歯科大学の窪田金次郎教授から一通の手紙が届いた。それには次のような趣旨のことが書いてあった。

「昨今、よく噛めない子、顎の小さい子、噛む力が弱い子、歯並びの悪い子が増えているといわれています。これは近代化された食生活において、食べ物が食べやすいように軟らかく加工され過ぎているため、あまりよく噛まなくなったせいであると思われます。このような子供の咀嚼器官の発育不良と機能不全は、身体の他の機能にも悪い影響が及んでいるのではないかと危惧されます。それで、咀嚼機構を総合的に研究する組織を作りたいので参加して欲しいのですが…」という内容であった。私は喜んでこの研究組織に加えて頂くことにした。今振り返ってみると、この窪田教授の呼びかけがその後に展開された咀嚼研究の出発点となったのである

が、そこに至る道は決して平坦なものではなかった。

最初、呼びかけに応じて集まったメンバーは十三名で、まず昭和五十九年度文部省科学研究助成金の総合研究B『高齢者社会に向けての咀嚼機構研究の展望』というのを申請しながら、昭和六十年度から六十二年度の三年計画で、特定研究領域の助成金を日本学術会議に提出しようということになった。そして、「特定研究領域『咀嚼機構』…その成長と老化」を申請したのだが両方とも採択されなかった。

その後、我々は何度も会合を重ね計画を練り直して申請した結果、まず総合研究B『高齢者社会に向けての咀嚼機構研究の展望』が採択された。一方、特定研究『咀嚼機構』の方は研究計画も大きく、申請した研究費の総額も多いだけに審査も厳しく、審査委員会のヒアリングを受ける段階まで漕ぎ着けたが、そこで不採用になってしまった。しかし、同委員会において、歯科医学領域における特定研究の申請は初めてのことであり有意義な研究課題であるので、将来の発展、振興のために小規模の特定研究として六十一年度から実施させることが望ましいという意見が付け加えられた。

これに勇気づけられて、我々はさらに一層研究課題や研究計画を検討し直して、六十一年度の小規模特定研究『咀嚼機構の基礎的研究』を申請した。そして、忘れもしない昭和六十一年

七月七日、特定研究『咀嚼システムの基礎的研究』に対して『文学助第二十一号』で文部省科学研究費補助金交付内定通知書が届いた。ここに至るまでの研究代表者窪田金次郎先生のご苦労は筆舌に尽くしがたいものであったが、そのご苦労が報われて本当によかったと思った。

三　よく噛むネズミの学習成績

この研究組織は四班から成っており、各班は約十名の構成で、総員四十三名で発足した。第一班の研究課題は咀嚼システムへのモデリング・アプローチ、第二班は咀嚼システムへのセンソリー・アプローチ、第三班は咀嚼システムのビヘイビアラル・アプローチ、第四班は咀嚼システムへのメカノサイトロジカル・アプローチであった。

後日、この特定研究組織が母体となって咀嚼研究会が生まれ、これが発展して一九九〇年に日本咀嚼学会が誕生した。そしてこの学会の機関誌『日本咀嚼学会雑誌』の創刊号に、窪田会長は次のような趣旨の巻頭言を書いておられる。

「この度、世界に先駆けて日本咀嚼学会が設立されました。咀嚼は歯、顎、咀嚼筋、舌などの効果器と、味覚、嗅覚、咀嚼感覚などの感覚器と、両者を統合し指令を出す中枢神経系の三者

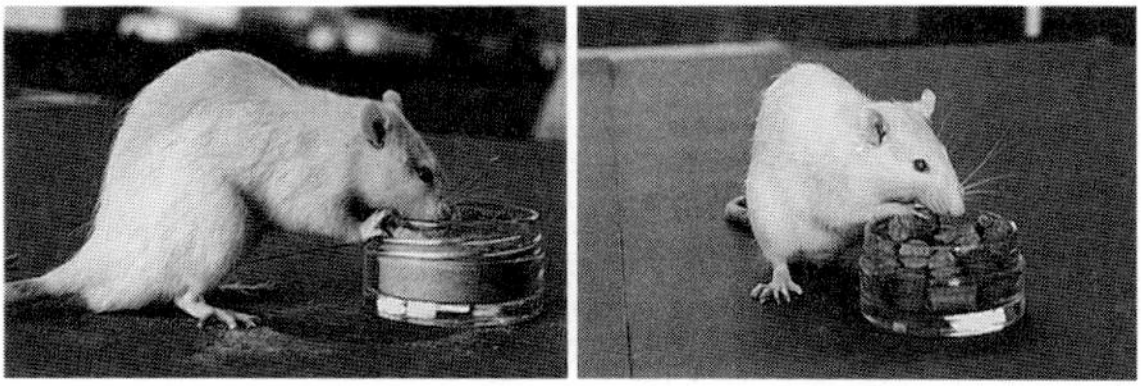

図 1-1　粉末食飼育（左）と固形食飼育（右）のラット

からなる咀嚼システムを形成しており、消化器の一部であると共に呼吸器の気道の一部を占め、また発声器官をも兼ねている多目的器官であります。したがって、全身の多くの機能との関連性が高く、全身の健康と深く関わっています。咀嚼と健康の関係を学際的に研究するのが日本咀嚼学会の使命であります。このような学会は諸外国にも例がなく、世界で初めて日本に誕生したユニークな学会であります。」

さて、特定研究班における私の研究分担課題は『咀嚼の脳機能発達への影響』ということであったので、よく噛まないと脳の働きはどうなるかを調べようと考えて、次のような動物実験を行った。

餌をよく噛むグループとあまり噛まないグループを作るために、同じ両親から生まれた数匹の子ネズミを離乳期の生後三週間目に親から離して二群に分け、一群は硬い固形飼料で、他群はこれと全く同一成分の軟らかい粉末飼料で、それぞれ五週間同一条件下で飼育した。この結果、硬い餌をよく噛んで成長したネズミのグループと、軟らかい餌をほとんど噛まずに成長したネズミのグループができた(図1-1)。

これらのネズミが生後八週目（人間でいえば十八～二十歳くらい）に達した時に、迷路テストや条件回避学習テストを行った。

迷路テストにはヘブとウイリアムズの方法を用いることにした。文献に従い、図1-2に示すような一辺が三〇インチ（約七六センチメートル）、深さ四インチ（約一〇センチメートル）の箱を作り、底板には五インチ（一二・五センチメートル）間隔で縦横に碁盤の目状の線を引き、箱の一つの角に出発箱、その対角に目標箱を取り付けた。別に大小の直線状とL字状の障壁をいくつも用意し、さきの箱の中にいろいろな組合せで障壁を設置して、図に示してあるような十二通りの迷路を用意した。これで準備完了である。

十時間絶食させておいたネズミを出発箱の中に入れ、仕切り板を上げると、中のネズミは恐る恐る迷路内に出て来る。はじめは訓練用の簡単な迷路を通らせ、目標箱に到達するとそこで餌をあたえる。この手順を繰り返し学習させ一定のメニューを終えると、いよいよ本テスト用の迷路で学習能力の測定にかかる。

測定の方法は、出発箱から目標箱に到達するまでの間に、袋小路の床に引かれた線を両方の前足とも越えた回数を数えて失点数とする。本テスト用迷路は十二課題あり、一課題について八回実施し、その平均値を求めその課題の失点数とする。十二課題の平均値の合計を求めて、

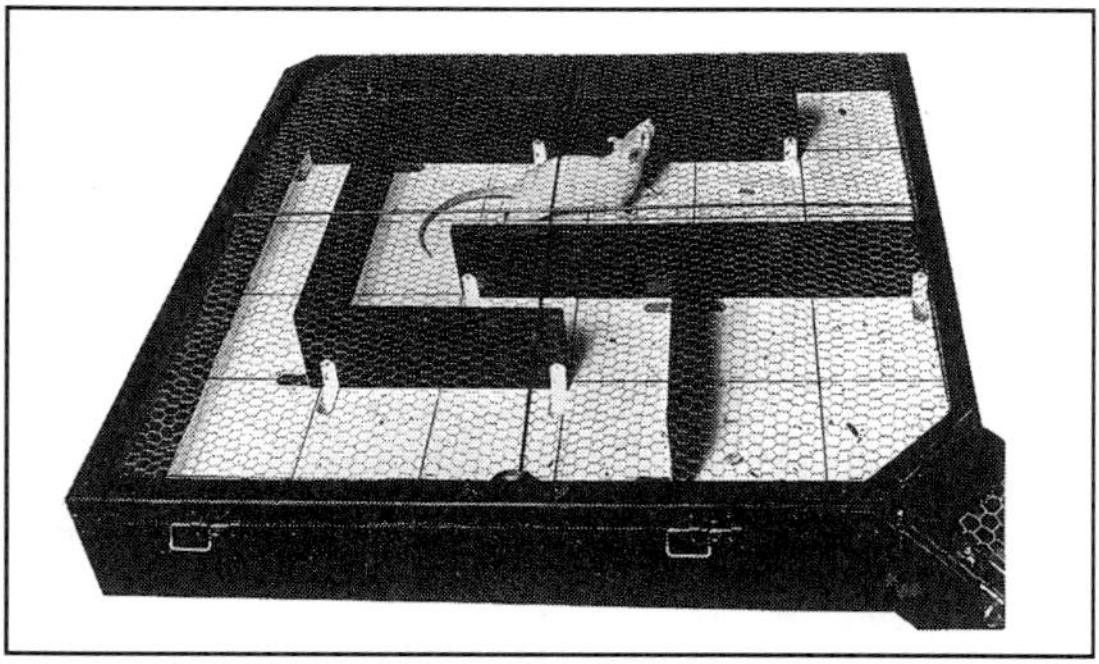

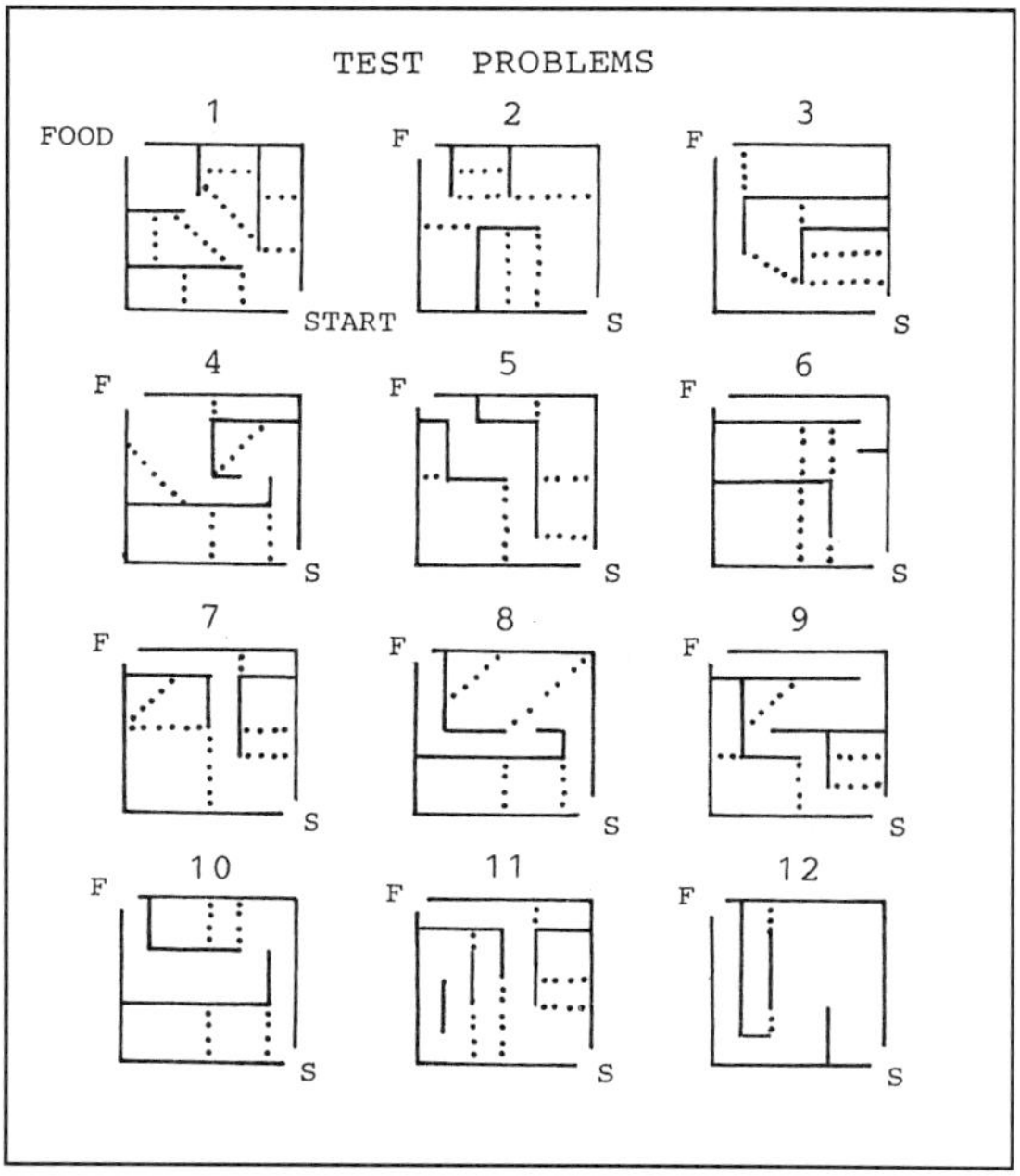

図 1-2　迷路学習装置と迷路の種類

表 1-1　固形食群と粉末食群の迷路学習成績（過誤失点）の比較

固形食群		粉末食群	
ラット No.	過誤失点	ラット No.	過誤失点
1	143	1′	206
2	118	2′	192
3	157	3′	226
4	208	4′	224
5	161	5′	219
6	92	6′	203
7	146	7′	230
8	112	8′	217
9	97	9′	233
10	132	10′	213
平均 S.D.	136.6 ±34.6	平均 S.D.	216.3 ±12.9

(p<0.001)

そのネズミの迷路学習成績とした。

粉末食ネズミも固形食ネズミも、はじめのうちはどちらも同じように迷路の中で迷っているが、四回目を過ぎる頃から、固形食ネズミは袋小路に入り込む回数が減少し始め、早く目標箱に到達するようになる。しかし、粉末食ネズミはいつまでも袋小路に入り込み、なかなか目標箱に到達できない。

このようにして、固形食ネズミと粉末食ネズミそれぞれ十匹ずつの成績を集計して比較すると、**表1-1**に示すような結果となった。両群の過誤失点の平均値は、固形食群が一三六・六、粉末食群は二一六・三で、この両群の差

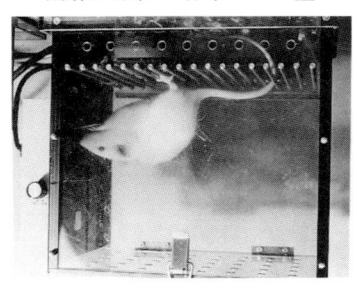

図 1-3　条件回避学習装置

は統計学的に著しく有意である。つまり、固形食で飼育しよく噛んで成長したネズミの方が、粉末食で飼育しあまり噛まないで成長したネズミより、迷路学習の成績が明らかに優れていることが分った。

この迷路テストはテストの性質上、好奇心が強い個体はあちこち歩き回って、失点を重ねやすく、反対に落ち着いていて用心深い個体の方は失点が少なくなる傾向がある。そこで、次に動き回る個体の方が有利な条件回避学習テストで比較することにした。

この方法は、条件回避箱という、床が金属の格子になっていて、ここに電流を通すことができる箱（図1-3）の中にネズミを入れる。この箱の中には、ブザーとランプが付けてあって、このほかに金属格子に流れる電流を遮断できるレバーが取り付けてある。

実験開始のボタンを押すと、ブザーが鳴ってランプがつく。

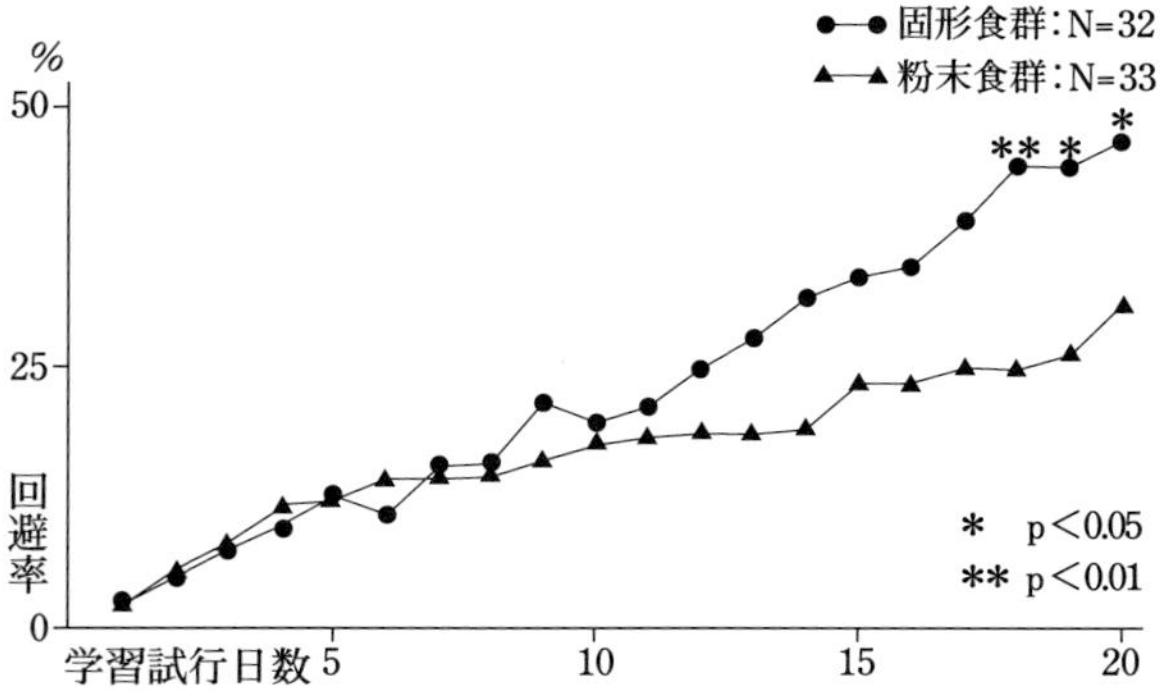

図 1-4　条件回避学習成績の比較

その後、五秒間床の金属格子に電流が流れ、その上にいるネズミは電撃を受け、痛いので暴れ回る。このプログラムを二十五秒間隔で四十五分間繰り返し実施する。ネズミが暴れている間に偶然体がレバーに触れることがあると、電気回路が切れてネズミは電撃を免れることができる。この操作を毎日繰り返していると、ネズミは次第に条件付けられて、ブザーとランプが作動すると自ら素早くレバーを押して電撃を避けることを学習していく。

この学習の成績評価は、レバーとランプの提示回数に対して、レバーを押して電撃を回避できた回数をパーセントで表して回避率とした。

さて、ここで固形食ネズミ三十二匹と粉末食ネズミ三十三匹の回避率の平均値を毎日グラフにすると、図1-4のようになった。図から分るように、回避率は学習回数が増えるにつれて上昇していくが、学習開始から約六日

間は固形食群と粉末食群との間に相違はみられない。しかし、その後は次第に固形食群の方が粉末食群より高くなり、その差は日を追ってますます開いていき、十八日目以降では固形食群の平均値は五〇・二パーセント、これに対して粉末食群の平均値は二九・二パーセントで、両群の差は統計学的にも明らかなものであった。

しかし、この結果から直ちに、よく噛むだけで知能が高くなると考えてはいけない。もしそうだとすれば、条件回避テストの成績は、学習開始の初期から固形食群の方が高い値を示す筈だが、実際には最初のうちは両群間に差がなく、学習を重ねているうちに二週間目以降になってやっとその差が確実なものになっている点を見逃してはならない。ただよく噛むだけで成績がよくなったのではなく、その上に学習を繰り返したから噛まないグループより成績がよくなったということを、この実験は示しているのである。

四　ネズミの記憶時間

よく噛むだけではネズミの学習成績は向上しないが、同じ時間学習させた場合、よく噛むネズミは噛まないネズミより学習効果が優れていたのはなぜだろうか。一般に、学習の基礎をな

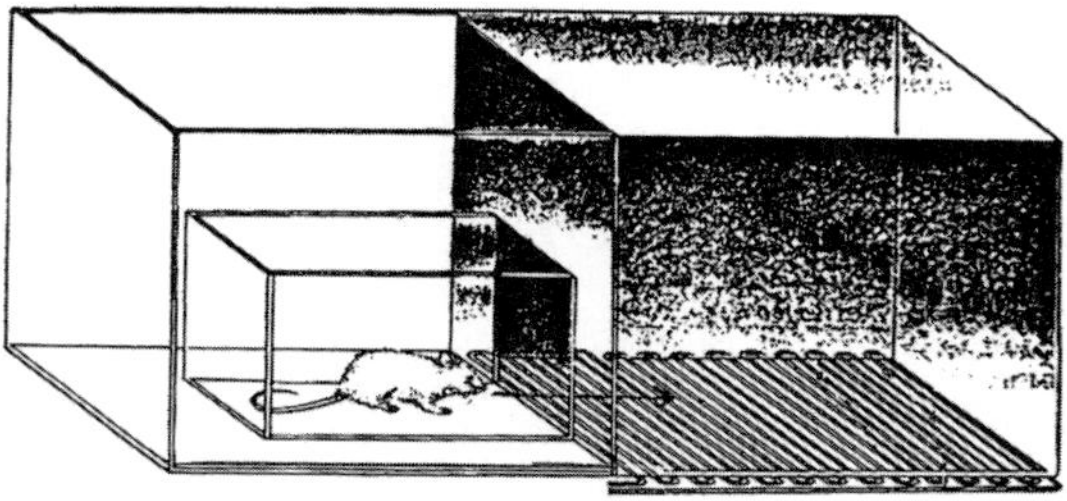

図 1-5　明暗箱テスト

しているのは記憶であるといわれているので、よく噛むと記憶がよくなるのではないかと考えられる。

そこで、ネズミの記憶時間を測定することにし、明暗箱テストを採用した。これは図1-5に示すように、明るい部屋と暗い部屋が小さい出入り口で繋がっており、暗室の床が金属格子になっていて電気を流すことができるように作られている。この明暗箱の明るい部屋にネズミを入れると、夜行性のネズミは本能的に暗い部屋の中に入って行く。そこで、床の金属格子に電流を通してネズミに電気ショックをあたえると、ネズミは悲鳴をあげて明るい部屋に飛び出してくる。

このようにして、暗室に入ると痛い目に会うことを記憶させ、再びネズミを明室に入れると、すぐには暗室に入らないで明室に留まっている。痛い記憶が蘇っているのだろう。ところが、数分すると暗室の中に入って行く。明室に入れてから暗室に入るまでの時間を測定すると、この時間が記憶時間であると考えられる。

そこで、前に述べた実験と同じように、固形食グループのネズミと粉末食グループのネズミでこの記憶時間を比較すると、固形食ネズミの記憶時間の方が長く持続することが分った。

一口に記憶といってもいろいろな種類がある。時間的に分類すると、短期記憶と長期記憶がある。他人の電話番号を電話帳で調べてボタンを押すまではその番号を記憶しているが、用件を話し終わるともう忘れているといった場合が多いが、このような記憶を短期記憶という。一方、自宅の電話番号はいつまでも長く記憶している。脳の奥深くに記憶されているからで、これを長期記憶という。

また、記憶の内容で分類すると、エピソード記憶(出来事記憶)、手続き記憶、意味記憶の三種類に分けることができる。エピソード記憶とは、日常の出来事やニュースのように、いつ、どこで、何が起こったかという記憶である。手続き記憶とは、漢字の書き順や楽器の演奏や舞踊の振りなど習い事の記憶や、スポーツの練習のように口では教えにくく、体で覚える記憶である。そして、意味記憶とは、「鯨は哺乳動物である」というような知識に関する記憶である。

前に述べたネズミの迷路学習や条件回避学習の基礎をなしている記憶は、いわゆる手続き記憶である。ネズミでエピソード記憶や意味記憶を調べる実験方法はまだ確立されていない。それにしても、よく噛んで育ったネズミは、あまり噛まずに育ったネズミより手続き記憶が優れ

ていたのはなぜだろう、という疑問が湧いてくる。

一般に、記憶には四つの過程が必要であるとされている。まず、第一の過程は情報の取り込みである。目や耳など五感を通していろいろな情報が脳に取り込まれる。第二に、これらの情報を脳内に固定する過程が必要である。固定されない情報は記憶されない。たとえば、自動車事故で頭を強く打って失神したような場合、正気を取り戻した時、事故を起こすまでのことは思い出せるが衝突直前のことは覚えていない。固定する前に失神したためである。固定された情報は次には脳の奥に貯蔵されるが、これが第三の過程である。しかし、貯蔵しておくだけではまだ記憶が完成したとはいえない。必要な時に取り出すこと、つまり思い出せなければ記憶していたとはいえないのである。この最後の第四の過程を想起といっている。

よく噛むと、以上四つの過程のどれか、あるいはすべてが活性化されるのであろうと考えられる。最近、記憶を司る脳細胞を活性化する化学物質がいくつか発見されている。その最有力候補者の一つに、酸性線維芽細胞成長促進因子（a-FGF）がある。

そこで、ネズミの脳室内に細いポリエチレンチューブを差込み、餌を食べる前、食べている最中、食べ終わった後の脳脊髄液を取り出してa-FGFを測定すると、食事中では食前の三百三十倍も増加し、二時間後でも二百倍位の値が持続していることが分った。

この物質は脳内で記憶を司っている海馬という部分の脳細胞の働きを活性化すること、またこの物質を実験動物の脳内に注入すると、迷路学習や条件回避学習の成績が向上すること、反対にこの物質の働きを抑える物質を予め脳内に注入しておくと、学習成績が低下することなどの事実が別の研究から分っている。先の実験で、よく噛んで育ったネズミの記憶時間が長かったのは、脳内a－FGFの増加によるものと考えられる。

五　幼稚園児の噛む力と短期記憶

よく噛んで食べるネズミは記憶力が優れていることが分ったので、ヒトの子供でも同じようなことがいえるかどうかを調べることにした。(第二章口と脳の関係、中扉の写真参照)

方法は、まず園児たちの歯を検診し、噛む力の強さを咬合力計で測定し、WISC－R知能検査法(日本語版)の数唱テスト表を用いて短期記憶力を検査した。これは**表1－2**に示すような三桁から九桁の七個の数列が第一系列と第二系列の二組並んでいるもので、検査する人が園児の前で表の中の数列を一つ読み上げ、園児にすぐオウム返しに答えさせる。これを順唱テストとし、逆の順序に答えるのを逆唱テストとする。採点は、第一、第二系列とも正しくいえると

表 1-2　数唱テストの問題

数唱	第1系列	第2系列
順唱	1. 3-8-6	6-1-2
	2. 3-4-1-7	6-1-5-8
	3. 8-4-2-3-9	5-2-1-8-6
	4. 3-8-9-1-7-4	7-9-6-4-8-3
	5. 5-1-7-4-2-3-8	9-8-5-2-1-6-3
	6. 1-6-4-5-9-7-6-3	2-9-7-6-3-1-4-5
	7. 5-3-8-7-1-2-4-6-9	4-2-6-9-1-7-8-3-5
逆唱	1. 2-5	6-3
	2. 5-7-4	2-5-9
	3. 7-2-9-6	8-4-9-3
	4. 4-1-3-5-7	9-7-8-5-2
	5. 1-6-5-2-9-8	3-6-7-1-9-4
	6. 8-5-9-2-3-4-2	4-5-7-9-2-8-1
	7. 6-9-1-6-3-2-5-8	3-1-7-9-5-4-8-2

（日本版 WISC-R 知能検査法より）

二点、どちらか一つの場合は一点、両方とも間違えると0点とする。十四数列あるので、順唱、逆唱それぞれ十四点ずつで合計二十八点が満点となる。

さて、我々はいろいろと準備や予備テストを行って、大阪府と岐阜県の幼稚園のご協力を得て、園児（五歳五カ月から六歳五カ月児）五十六名を対象に調査することができた。その結果、噛む力の平均値は二十二キログラム、数唱テストは順唱が四・八点、逆唱が二・九点で、両者の合計の平均は七・七点であった。

次に一つの組を普通食組とし、今まで通りの給食を食べてもらい、別の組は硬食組とし鰹の燻製を含む硬い給食を食べ

てもらった。こうして六カ月後、再び噛む力の測定と数唱テストを行った。その結果は大変興味深いものであった。

噛む力は普通食組の平均が二十二キログラムから二十四キログラムに二キログラム増加しただけであったが、硬食組では二十一キログラムから二十八キログラムに七キログラムも増加していた。また、数唱テストでは、普通食組が七・九点から八・四点になり〇・五点上昇しただけであったが、硬食組は七・七点から八・九点に一・二点も上昇していたのである。食物をよく噛んで食べることは、ネズミだけでなくヒトの子供の短期記憶向上にも役立っていると思われる。

この研究調査を始めたのは、一九八六年の夏だったが、その頃評判が高かった黒柳徹子さんの『窓ぎわのトットちゃん』という本を読んでいて、次のような一文に出会って嬉しくなったことを思い出す。

「ふつうなら、これで、「いただきまーす」になるんだけど、このトモエ学園は、ここで、合唱が入るのが、また、かわっていた。校長先生は、音楽家でもあったから、『お弁当をたべる前に歌う歌』というのを作った。ただし、これは、作曲が、イギリス人で、歌詞だけが、校長先生だった。というより、本当は（中略）もともとの曲は、あの有名な、『船をこげよ』

ロー　ロー　ロー　ユアー　ボート
ジェントリー　ダウン　ザ　ストゥリーム
メリリー　メリリー　メリリー　メリリー
ライフ　イズ　バット　ア　ドリーム

で、これに校長先生がつけた歌詞は、次のようだった。

よーく　噛めよ
たべものを
噛めよ　噛めよ　噛めよ　噛めよ
たべものを

そして、これを歌い終わると、初めて、「いただきまーす」になるのだった。」（以下略）

第二次世界大戦中、東京のトモエ学園ではよく噛む教育が歌を歌うことによって楽しく行われていたということに、私は強い感銘を受けた。

六　フレッチャーリズムと神田論文の再発見

フレッチャーリズムとは、フレッチャー法とか、完全咀嚼法とか呼ばれる健康法の一つである。一八四九年、アメリカに生まれたホレース゠フレッチャー氏は、家業の時計業が繁盛し経済的には裕福で、体格も立派で堂々とした紳士であったが、四十歳を過ぎた頃から体調が思わしくなくなり、体力の衰えを感じたので、生命保険に加入しようとしたが肥満を理由に拒否された。そこで、一念発起し減量に努めたのだがなかなか思うにまかせなかった。いろいろ工夫のすえ、食物を完全に咀嚼することによって減量に成功し、そのうえ大変健康になったので、フレッチャー氏は一九一一年その方法をまとめて「フレッチャーの完全咀嚼法」として学術雑誌に発表し、よく噛むことを推奨した。

この方法は心理的な面を強調した次の三原則からなっている。

①本当に食欲が出るまで食べない。
②最も食欲を訴え、かつ食欲が要求する食べものを選んで食べる。
③完全に咀嚼することにより食べものの味を味わいつくし、自然に呑み込まざるをえなく

なってから呑み込む。

というものである。

フレッチャー氏によれば、完全咀嚼法を実行すれば胃腸で完全に消化吸収されるので、食べものが少量で満腹感が得られ、栄養も十分にとることができる。これに反して、よく噛まないと過食になり胃腸では消化吸収が不十分で大部分は素通りし、内臓諸臓器に余分な負担をかけ、健康を害する原因となると説明している。

当時、九州大学医学部の内科学教授をしておられた宮入慶之助先生は、これを『完全咀嚼法』と訳して日本国内に広められた。大正末期の一九二〇年頃のことである。この完全咀嚼法をずっと続けて実行された九州大学医学部内科学教授、操担道先生は九十九歳の白寿のお祝いをされている。因みに、創始者のフレッチャー氏は一九一九年に七十歳の長寿をまっとうしている。しかし、この完全咀嚼法は残念ながら科学的根拠に乏しいという理由で、次第に忘れ去られてしまった。

オーストリアの僧院長メンデルがエンドウマメを使って遺伝の法則を発見し、これを一八六五年に学会で報告した。しかし当時、この発見は無視され、その後忘れ去られてしまった。それから三十五年後の一九〇〇年にオランダのド=フリース、ドイツのコレンス、オーストリアの

チュルマクがそれぞれ独自に同じ遺伝の法則を発見したが、文献を検索しているうちにメンデルがすでに報告していたことが分り、メンデルを第一発見者として報告した。この三人の良心的行動は、メンデルの法則の再発見として科学史上高く評価されている。

この物語とよく似たことを最近私たちも経験した。それは国立感染症研究所口腔科学部(現、保健医療科学院口腔保健部)の花田信弘部長が咀嚼と知能に関する論文を検索していて、神田三郎先生の「口腔保健指導が児童の体格並びに精神発育に及ぼす影響に関する研究」という論文を見つけたことから始まった。

この論文は昭和三十三年に発表されたもので、小学校の歯科校医の神田先生は四年生の一つの学級を対照学級に、他の一つを実験学級とし、対照学級の児童は従来通りの学校生活を行わせ、実験学級には口腔保健指導、特に一口の食物を三十回噛ませるフレッチャー法を実行させ、三年間にわたって体格、学力、知能、疲労などの検査を行って両学級の成績を比較したところ、よく噛むよう指導した実験学級の方がそうでない対照学級よりよい成績を示した、というのがこの論文の結論である。つまり、私たちが行ったと同様のことが、四十年以上も前にすでに行われていたのである。

神田論文を見つけられた花田部長が福岡県歯科医師会に問合わされたところ、この研究の舞

台となったのは九州の炭坑の町、遠賀郡水巻町の頃末（コロスエ）小学校で、神田先生はすでに亡くなっておられたが御長男が歯科医院を継いでおられ、当時の学級担任の小林八千代先生はじめ生徒だった人たちも十数名連絡がつくことが分った。それで、関係の方々から当時の詳しい事情をぜひお聞きしたいと思い、花田部長がいろいろとお膳立てをして下さって、愛知学院大学名誉教授の榊原悠紀田郎先生と花田部長と私の三人で水巻町にお邪魔した。平成十年十二月十二日のことである。

新幹線の小倉駅で鹿児島本線に乗り換え、折尾駅で降りて松柏園グランドホテルに着くと、歯科医師会の上潟口武先生、沖永喜代太先生、森俊夫先生はじめ小林八千代先生と当時の生徒さんたち九名の方々が待っておられた。そこで伺った皆さんの話を総合すると次のようであった。

この研究が行われた昭和二十七年頃の頃末小学校は、遠賀郡の教育研究校であり、特に口腔保健モデル校として福岡県教育委員会から指定を受け、「よい歯と健康」をテーマとしていた。そのため、当時の日炭中央病院歯科部長をしておられた神田三郎先生が歯科校医として迎えられ、校長先生はじめ全教員の理解と協力の下でこの研究が行われたそうである。研究の対象者には、頃末小学校の四学年児童四六四名の中から炭鉱員住宅に住んでいて両親とも炭鉱員であ

表 1-3　対照学級と実験学級の知能指数の比較

学級別	性別	実験前	1 年後	2 年後	3 年後	向上値
対照	男子	99.5	102.2	102.8	103.2	3.7
学級	女子	101.5	106.1	104.7	105.4	3.9
実験	男子	106.1	108.8	115.3	118.9	12.8
学級	女子	104.9	111.5	117.6	122.3	17.4

(神田三郎：九州歯学会雑誌 11，p. 545，1958 より改変)(14)

り、過去三年間の学業成績と知能テストの成績が標準の生徒百二十名を選び出し、この生徒たちを無作為に男女ほぼ同数となるよう六十名ずつの二学級に分け、一つを対照学級、他の一つを実験学級とした。

対照学級と実験学級の担任は同期の先生で、研究期間中は神田歯科医の指示を忠実に実行し、学習指導やテストの実施はきわめて公平に行われたとのことであった。生徒であった人たちもテストの結果には関心がなく、特別によい結果を出そうとは思わず、またその必要もなかったので特別に勉強もせず遊び感覚でテストを受けていたと、懐かしそうに話してくれた。

神田論文では身体発育の指標として身長、体重、座高、胸囲を、知能発育の指標として山本式知能検査、田中B式知能検査、国語と算数の標準学力検査を、その他に疲労測定、口腔内細菌検査などを行っている。これらの検査の中で、対照学級と実験学級の差が最も顕著であった知能検査の結果を紹介すると次の通りである。

この研究で用いられた山本式および田中B式知能検査法は、いずれも知能検査法の創始者であるフランスのビネー（一八五七〜一九一一）が開発したものを田中寛一氏および山本三郎氏がそれぞれ日本の学童生徒に適合するように、特に学校での検査に適するように、アメリカのターマンが考案した集団検査法を参考にして改訂されたものである。山本式学校団体知能検査の知能指数の平均値は、**表1-3**に示すように対照学級では実験前が男子九九・五、女子一〇一・五で、実験三年後では男子一〇三・二、女子一〇五・四でそれぞれ三・七と三・九しか増加していないが、実験学級では実験前は男子一〇六・一、女子一〇四・九であったものが実験三年後では男子一一八・九、女子一二二・三になり、それぞれ一二・八と一七・四の増加で、対照学級より実験学級の増加の方が顕著であった。

さらに、田中B式知能検査の結果を頻度分布図にして、両学級の実験前と実験後の成績を詳しく比較すると、**図1-6**に示すように対照学級の分布状態は実験前後でほとんど変化がなかったが、実験学級では明らかに実験後の知能偏差値の分布曲線が右の高い方に移動しており、実験期間中の完全咀嚼法の効果があったことを示している。

この研究は、対照学級と実験学級の担任教員、生徒の人数および成績、健康状態、家庭環境などがきわめて厳重に同等に構成されており、かつ実験期間が三年間の長期に及んでいる点で、

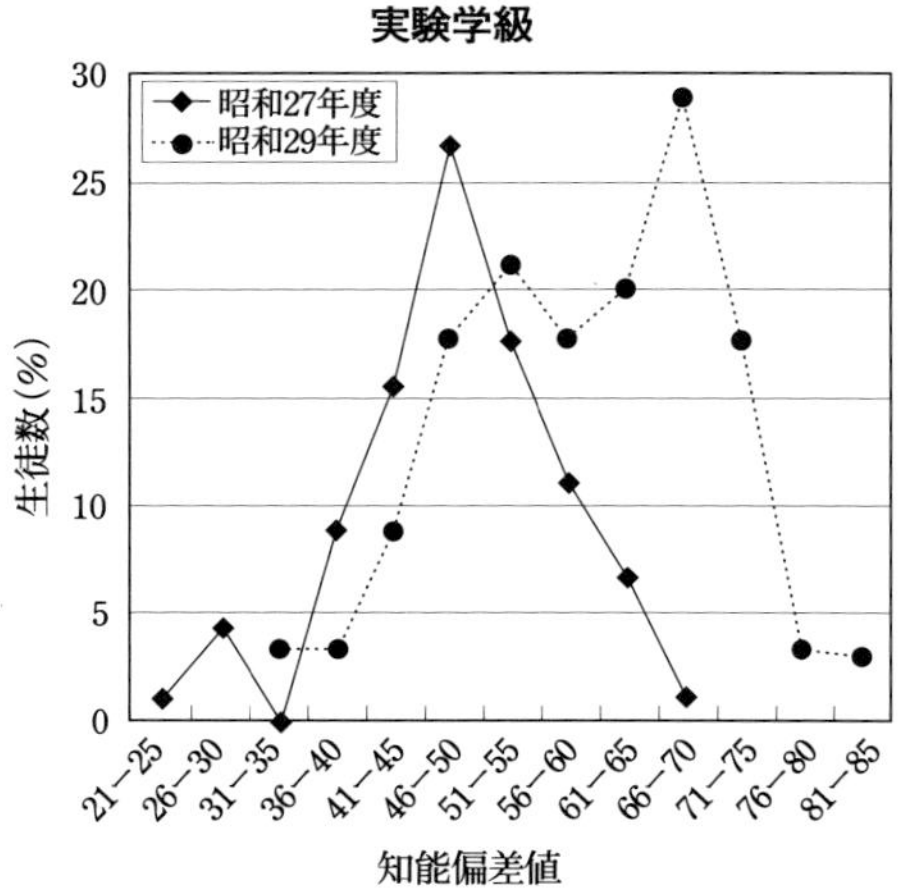

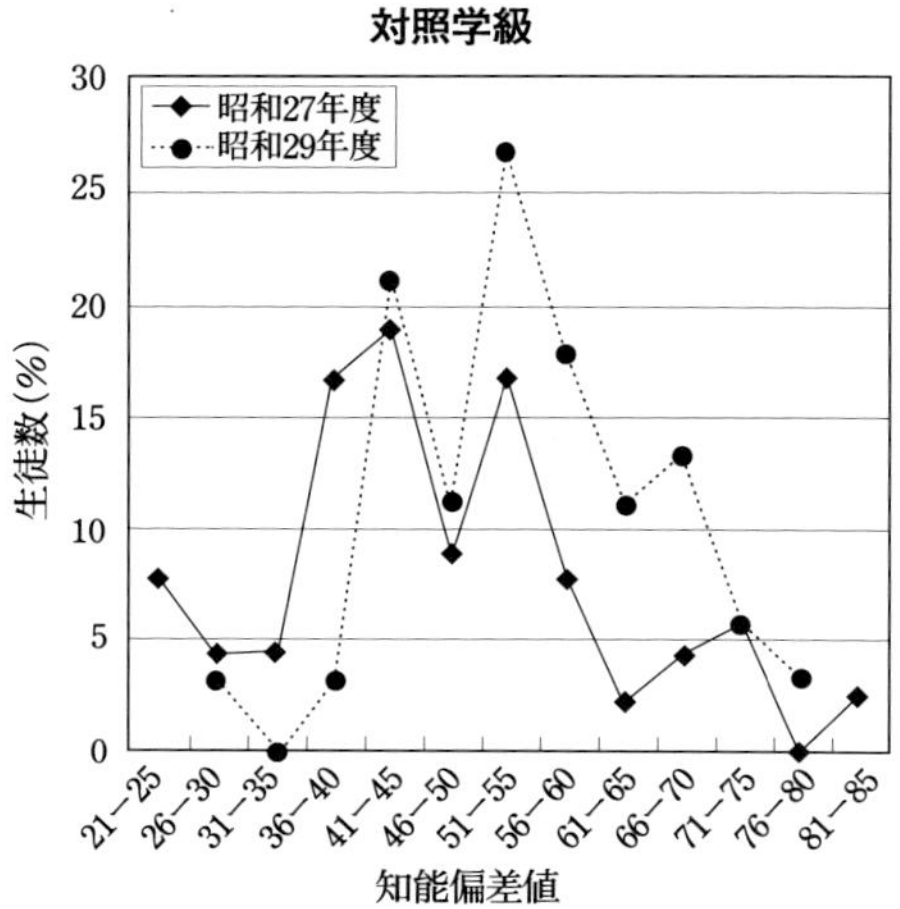

(神田三郎：九州歯科学会誌 11, p. 547, 1958 より改変)(14)

図 1-6　知能偏差値の比較

食と教育の関係を考察するうえで大変価値あるものと考えられる。

七　人の脳の活性化

ヒトの場合でも、よく噛むと頭の働きが活発になるらしいということが分ってきたので、次にヒトが噛んでいる時、ヒトの脳のどこが活性化しているのかを調べることにした。それには、どんな方法がよいのだろうか。

一九一四年、ケンブリッジ大学のJ.バルクロフトは筋肉を激しく運動させると、その筋肉を流れる血液量は安静時の二十倍に増加することを見つけ、一般に活動が盛んな組織には血液の流量が増加する事実を初めて指摘した。

その後、ペンシルバニア大学のシュミットとヘンドリックスは猫の眼に光を当てると、脳の視覚領の血流量が増加することを実験で確認した。今から約六十年前の一九三七年のことである。これは脳細胞の活動が高まると、その脳細胞の周辺の限られた小さな範囲の末梢血管の血流量が増加するためである。つまり、脳内の血液分布状態を調べると脳のどの部分が活動しているかが分るということである。現在、脳を傷つけないで脳内の血液分布状態を調べるには、

陽電子放射断層撮影法（ポジトロンCT）が用いられている。

陽電子（ポジトロン）とは、一九三二年にアンダーソンが宇宙線を霧箱写真で観察していて、電子と同じ性質で電荷が反対の素粒子を発見し、陽電子（ポジトロン）と名付けたものである。この陽電子は、放射性元素のある種の放射壊変のさいに放出されてくる。これを陽電子放出（Positron Emission）という。放出された陽電子が電子（負に荷電）と衝突すると陰と陽で打ち消して消滅し、その時に百八十度対向方向に一対のガンマー線を放出する性質をもっている。サイクロトロン（粒子加速器）で作った人工放射性元素、たとえば ^{9}B・^{11}C・^{13}N・^{15}O・^{64}Cu などは陽電子を放出して原子番号の一つ小さい元素になる。これらのうち、^{15}O は半減期が百二十三秒と非常に短いため、比較的大量に人に投与しても放射能障害は起こらないとされている。それで、^{15}O を含む水（$H_2{}^{15}O$）を静脈内に注射すると、^{15}O は血流に乗って全身の組織に到達し、組織内の血流量に依存した分布を示す。

すでに述べたように、陽電子が電子と衝突し消滅する時に百八十度対向方向に放射される一対のガンマー線を、体外の装置にある円筒状に配列された放射能検出器で検知し、この放射能の体内分布をコンピュータで計算し画像化すると、体内の血流分布を知ることができる。

私たちは窪田金次郎先生を班長として、東大医学部放射線科、東京都老人研、ロッテ中央研

の人々と共同研究班を組織し、さきのＰＥＴ法を用いて咀嚼前後の脳内血流分布の測定を実施した。測定は健康な十八歳から四十歳までの男性五人、女性七人、合計十二人のボランティアについて、安静にしている時、ガム咀嚼中、咀嚼停止十五分後および三十分後の四回撮影した。その後、咀嚼中、咀嚼停止後のＰＥＴ画像から安静時の画像をコンピュータ上で差し引くと、咀嚼中に増加した血流量が測定される。なお、脳内の血流増加部位は、ＭＲＩ（磁気共鳴断層撮影）を行ってＰＥＴ撮影像に重ね合わせて確認した。

その結果、咀嚼直後に局所脳血流量が最も増加していた部位は大脳の咀嚼運動感覚領（ローランド領野）で約二八パーセント増、ついで島、補足運動領、線条体が一七ないし一〇パーセント増であった。ただし、十五分後には安静時の状態に戻っていた。このような、咀嚼による脳血流量の増加は高齢になるにつれて減少していくことも分った。

この他にも、ヒトの脳活動を検査する方法がいくつかある。たとえば、ヒトの脳波による検査法のなかに随伴陰性電位法というのがあって、この電位の大きさが意識水準の高さや注意集中力の強さを示すことが知られている。この随伴陰性電位（ＣＮＶ）とはどのような時に現れるかといえば、たとえば陸上競技の百メートル走で選手たちがスタートラインに並んでいるとしよう。スタートターがピストルを構えて「ヨーイ」というと、選手たちは両手をついて腰をあ

げてゴールを見つめる。極度の緊張と注意集中の一瞬である。号砲一発、「ドン」で選手たちは一斉に走り出す。この時の「ヨーイ」から「ドン」までの行為に随伴して脳に現れる、負の方向の電位変化を随伴陰性電位と呼んでいる。実際にこの電位を測定するには、脳波測定室で頭に脳波測定用の電極を付け、ヨーイに相当する予告刺激、たとえば小さいライトを一瞬点灯し、一～二秒後にドンに相当する命令刺激、たとえばピッという音を聞いたら、手元のボタンを押すなどの動作をさせる。そして、この予告刺激と命令刺激の間の脳電位を何回も測定加算して、随伴陰性電位を求めるのである。

幸い、大阪大学人間科学部の投石先生の協力を得て、安静時咀嚼後の随伴陰性電位を測定することができた。その結果、刺激後四百～六百ミリ秒のCNV初期成分が咀嚼後に明らかに高くなっていることが分った。この実験結果は、安静時に比較して咀嚼後は脳の意識水準が高くなっていることを意味している。これは車の運転中ガムを噛んでいると、眠気を防ぎ注意力も高まっているという調査結果ともよく符合している。

八　食と生涯学習

科学技術や社会の進歩がそれほど急速ではない時代では、二十代までに勉強した知識で一生働くのに十分だったが、社会の変化が急速になると、二十代の知識ではついて行けなくなり、学校卒業後も引き続き勉強する必要に迫られる。また、定年退職後も趣味や生き甲斐のために勉強を始める人が増えている。このように、一生勉強を続けることを生涯学習と呼んでいる。生涯楽しく勉学を続けるためには、脳の老化や老人性痴呆にならないよう心がける必要がある。

延命長寿を願う年中行事の一つに、平安時代から始まった「歯固め」というものがある。これは、正月の三が日、邪気を払って屠蘇酒を飲んだ後、硬い丸餅を食べて歯の根を固め、延命長寿を願うものである。この行事の起源は中国にあり、古来、中国では元旦に膠牙糖という硬い飴を食べる風習があり、これが日本に伝来して飴の代わりに餅を用いる歯固めの行事になったものといわれている。

平安時代の宮中で行われていた歯固めの祝いの模様は、源氏物語の巻二十三『初音』に「ここかしこに群れ居つつ、歯固めの祝いして、餅鏡をさえ取り寄せて」とあり、歯を丈夫にし、

長寿を願った大宮人の様子が目に浮かぶようである。なお、歯固めの具には鹿肉、猪肉、押鮎、大根、瓜などが用いられた。

現在でも、正月の鏡餅の硬くなったのを正月十五日や二十日に砕いて食べる歯固めの風習が残っている地方がある。歯固めという言葉は俳句の季語にもなっていて、次のような句が残されている。

歯固めや年歯とも言い習わせり　　高浜虚子
歯固めの歯の一枚もなかりけり　　小林一茶
歯固めの木の実一箱大和より　　佐野千作
老若の歯固めに木の実祝いけり　　名和三幹竹
歯固めの海鼠料理でありにけり　　岩井三青

話が俳句の方にそれたので本題に戻そう。よく噛んで食事をすることは、発育期の子供の脳の発育を促し、学習成績を向上させることは第六節の「フレッチャーリズムと神田論文の再発見」で述べた通りだが、噛むことはまた老化を遅らせ、記憶力の減退を防ぐ働きがあることが動物実験の結果分ってきた。

動物を使って老化の実験を行う場合、一番困ることは動物が老化するのを待たねばならず、

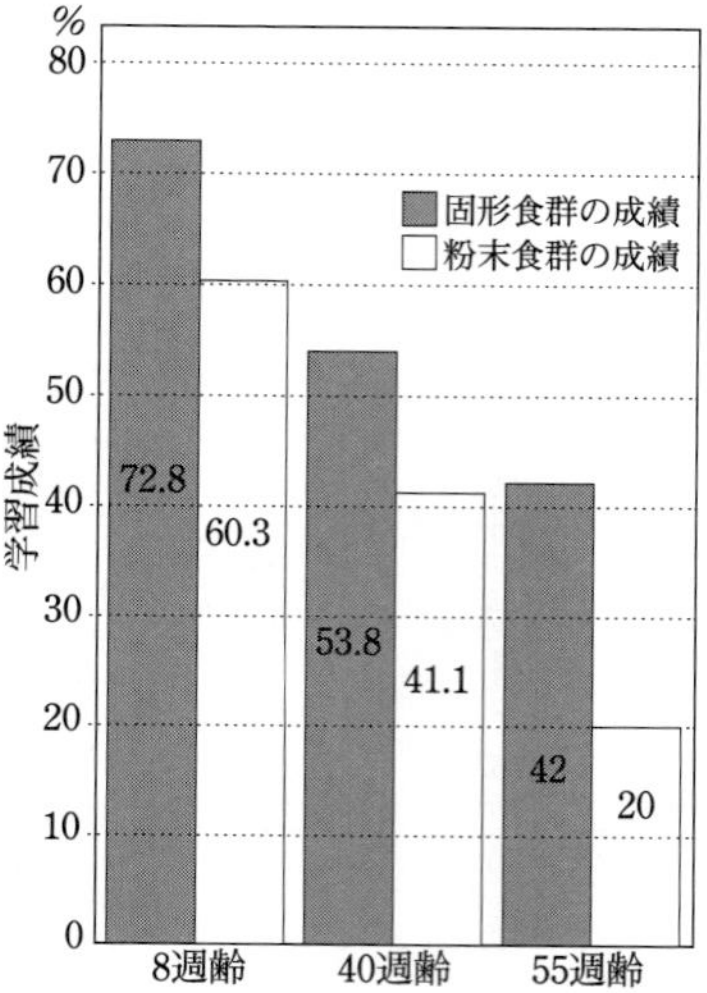

図 1-7　固形食群と粉末食群の加齢による学習成績の比較

それに時間が長くかかり過ぎることである。普通のマウスでも老化するのに三年はかかる。ところが都合よく、遺伝的に一年で老化する「老化促進マウス（SAM）」という特別の品種が作り出された。私たちの大学の川村早苗先生がこの老化促進マウスを使って、「三よく噛むネズミの学習成績（九頁）」の項で述べた方法を用いて、硬い固形飼料で飼育したグループと柔らかい粉末飼料で飼育したグループの、条件回避学習の実験を行った。

その成績を比較すると、図1-7に示すように、固形食群は回避率が生後八週では七二・八パーセント、五十五週

では四二・〇パーセントで、三〇・八パーセント低下したのに対して、粉末食群は生後八週で六〇・三パーセント、五十五週で二〇・〇パーセントになり四〇・三パーセント低下し、粉末食群の方が約一〇パーセントも多く低下していた。このことから、粉末食群では固形食群より脳の老化が進んでいるものと考えられる。

また、本学の飯沼光生先生らも、老化促進マウス（SAM）を使って固形食群と粉末食群の成長・老化の過程を、SAM研究会が定めた老化度判定基準を用いて比較している。この基準は反応性、受動性、毛の光沢、毛の密集度、抜け毛、皮膚の潰瘍、眼周囲の病変、角膜の不透明度、白内障、脊椎の前湾度の十一項目からなっており、各項目の評価指数の総和を老化指数とするものである。

その結果、両群の飼料摂取量と体重の変化には有意の差は認められなかったが、老化指数では図1-8に示すように、生後十二週で老化が始まり、その指数は固形食群〇・六三に対し粉末食群は二・一六で、粉末食群がかなり早く老化し始め、その後週齢の増加と共に両群の老化指数の差は拡大し、五十六週では固形食群が一五に対し粉末食群は二五で、その差は一〇に開いている。検査項目の中で特に差の大きいものは、角膜不透明度と脊椎の前湾度であった。

マウスが飼育箱の中で一日に移動した距離を誘導電波感応法で測定することができる。これ

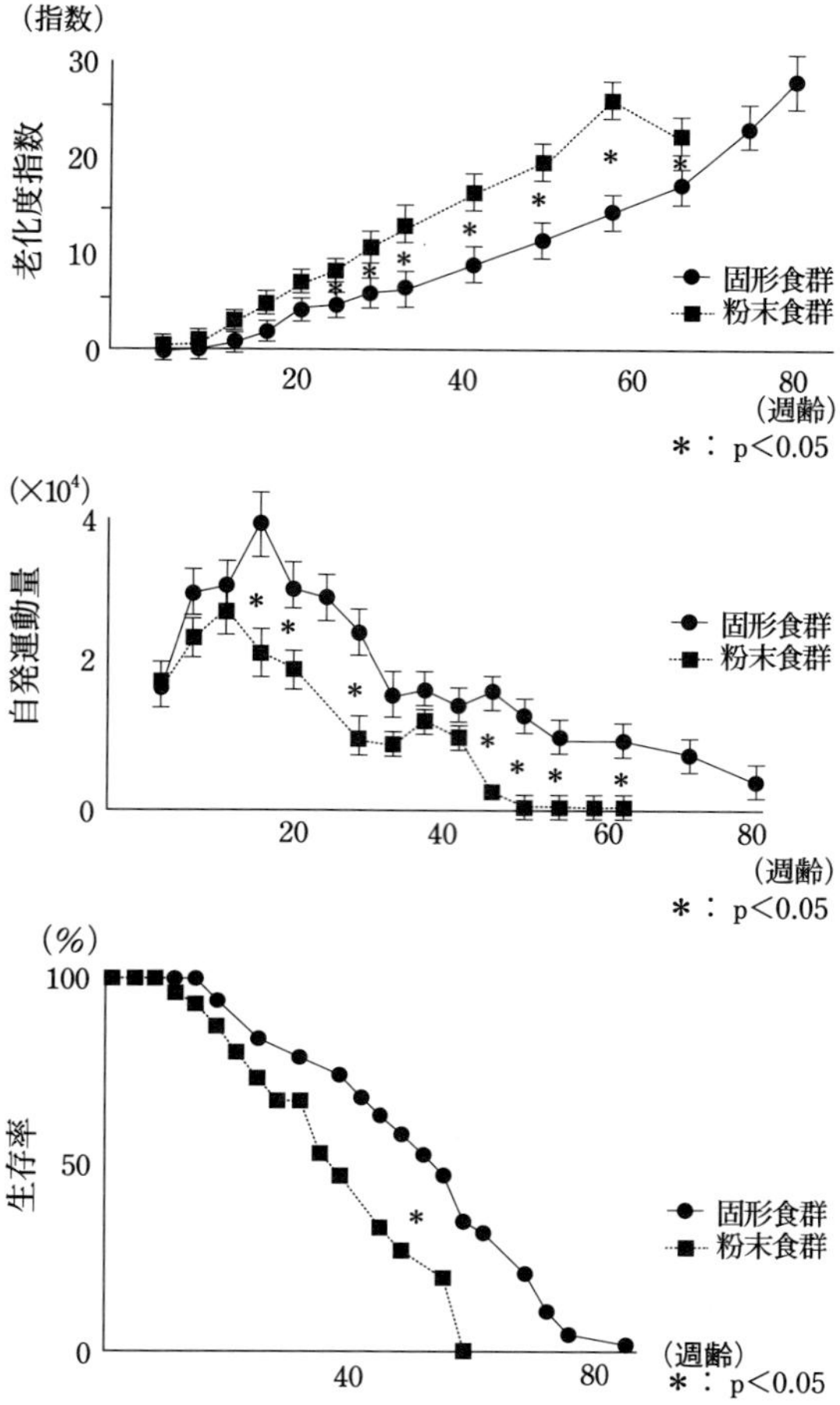

(平良梨津子, 飯沼光生ほか：小児歯科学雑誌 37, p. 801, 802, 803, 1999 より)[22]

図 1-8　固形食群と粉末食群の老化現象の比較

を自発運動量と呼んでいるが、これを測定すると、固形食群は生後十五週までは運動量が増加しそれ以後は次第に減少したのに対し、粉末食群は十二週まで増加しそれ以後は減少する。粉末食群の方が増加から減少に転換する時点が固形食群より三週間早く、十五週以降の運動量は固形食群の方が常に粉末食群より大きく、特に四十週以降では粉末食群はほとんど自発性運動を行わなくなり運動能力が相当老化していることを窺がわせる。

さらに生存率の比較でも、粉末食群は生後十五週で最初の一匹が死亡、五十六週ですべてのマウスが死亡し、彼等の平均寿命は四十週であったが、固形食群は二十二週から死亡し始め、すべてのマウスが死亡したのは八十三週で、平均寿命は五十二週であり粉末食群より十四週も長いという結果が出ている。以上の動物実験から、よく噛んで食べる食習慣は、脳やその他全身の老化現象を遅らせる効果があるものと推測される。

厚生省保健医療局健康増進栄養課は一九八五年、「健康づくりのための食生活指針」を発表し、続いて一九九〇年に「健康づくりのための食生活指針（対象特性別）」を発表しているが、その中の「高齢者のための食生活指針」にはおおよそ次のように書かれている。

年齢が高くなるにつれて、私たちの精神的、肉体的機能の個人差は大きくなるので、すべての高齢者にあてはまる食生活の指針を示すことはできないが、高齢者には栄養状態の低い人あ

るいはその危険性のある人と、そのような危険性のない人に分れる。低栄養とその危険性のある人には、体重減少に注意し、蛋白質、ミネラル、特にカルシウムが不足しないよう気をつけ、栄養のバランスを考えて副食を多くとり、何でもよく噛んで食べることを推奨している。

なお、低栄養に陥る危険性のない高齢者には、基本的には「成人病予防のための食生活指針」に従うよう希望しているのでそれを紹介しておこう。

一、いろいろ食べて成人病予防。主食、主菜、副菜をそろえ、目標は一日三十食品、いろいろ食べても食べ過ぎないように。
二、日常生活は食事と運動のバランスで。食事はいつも腹八分目、運動は十分に。
三、減塩で高血圧と胃癌を予防。塩辛い食品を避け、食塩は一日一〇グラム以下に、調理の工夫で無理なく減塩。
四、脂肪を減らして心臓病を予防。脂肪とコレステロールを控え、動物性脂肪、植物油、魚油をバランスよくとる。
五、生野菜、緑黄色野菜を食べて癌予防。
六、食物繊維で便秘、大腸癌を予防。食物繊維は野菜、海藻、果物のほかパン、こんにゃく、などに多い。

七、カルシウムを十分にとって丈夫な骨づくりを。カルシウムに富むのは牛乳、小魚、海藻など。

八、甘い物はほどほどに、糖分を控えて肥満を予防。

九、禁煙、節酒で健康長寿。

年をとっても健康でボケもなく、好きなものを好きな時に勉強できれば、こんな楽しいことはないだろう。

これに関連して付け加えると、江戸時代のことだが今の岐阜県に岩村藩があって、そこに佐藤一斎という儒学者が仕えていた。この人の『言志晩録』という本の中に次のような言葉がある。

「少にして学べば即ち壮にして為すあり、壮にして学べば即ち老いて衰えず、老いて学べば即ち死して朽ちず。」

まさに生涯学習の重要性、必要性を見事に言い表した名言である。

九　この章のまとめ

食文化の発達と調理法の進歩によって日本人の食べものが急速に軟食化したため、子供たちがよく噛まなくなり、そのためか咀嚼筋や顎骨が弱小化して普通食が噛めない子が増加しているとの報告が一九八〇年頃から目につくようになった。このような食行動の変化に対して、咀嚼に関心をもっていた研究者が一九八五年咀嚼研究会を結成して、咀嚼行動が心身に及ぼす影響について組織的総合的研究を開始した。

これらの研究の中から本章では、次のような実験結果を紹介解説した。①ネズミの実験で咀嚼行動が脳の発達を促し、記憶時間を延長し、条件反射学習の成績を向上させること、および脳の老化を遅延させること。②動物実験だけでなく人間でも、咀嚼行動が幼稚園児の短期記憶を向上させること、また小学生の三年間にわたる長期観察の結果、咀嚼組のＩＱが対照組を上回ったこと。③ＰＥＴ測定により脳内血液循環量が増加すること、脳波の事象関連電位を増大させること、および咀嚼が寿命を延ばすこと。

しかし、咀嚼行動がなぜ脳機能を活性化するのかというメカニズムについては、咀嚼により

脳内に記憶促進物質（たとえば、酸性線維芽細胞成長促進因子、アセチルコリン、神経ヒスタミンなど）が増加するためであろうと考えられるが、詳しいことは不明である。

そこで、次章において口と脳の関係を発生学的生理学的見地から探ってみることにしよう。

第二章　口と脳の関係

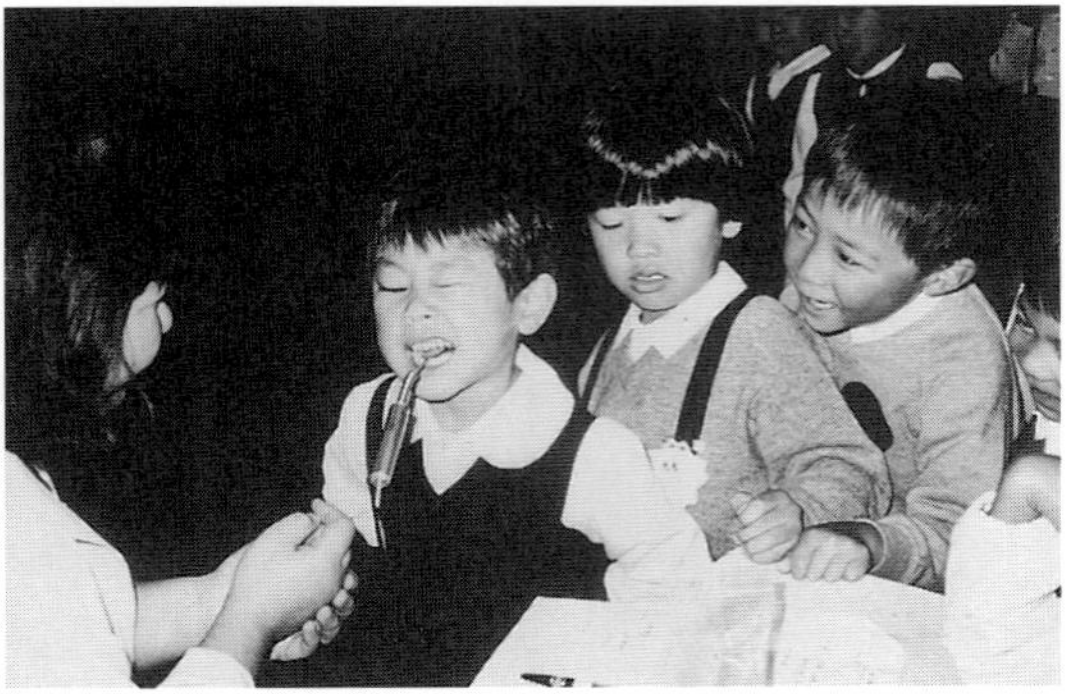

幼稚園児の咬合力測定

中扉（前頁）の写真説明

咬合力はよく嚙むほど発達するので、嚙む習慣の指標となり得る。そこで咬合力と短期記憶の相関性が、幼稚園児を対象に検討された。

脊椎動物の先祖は魚類で、その最も原始的なものは円口類といって円い口があるだけで顎はなかった。そのため、餌の摂取は受動的に口から吸い込むだけで、積極的に捕食することはできなかった。

海中の生物が少ない間は受動的摂食法でよかったのだが、やがて海中生物の数が増加し餌が取り合いになると、能動的積極的捕食法でないと生存競争に負けて絶滅の危機に瀕することから、摂食器官の進化が始まった。一対の鰓弓が進化して顎ができ、捕食のために活発に泳ぎ廻り餌を見つけると積極的に襲いかかるため、脳が発達し始めた。

この系統発生の様子は、胎児の個体発生を観察することによって知ることができる。すなわち、受胎後三十日の胎児は鰓裂があり上顎の下に口裂はあるが下顎はなく、頭は細長く魚を思わせる。それが三十六日を過ぎると、下顎が発達し大脳半球が大きくおおいかぶさってくる。

もし、生物が進化の過程で顎をもたなかったら、脳の発達はなかったのではないかとさえ思われる。顎の出現は脳発達の出発点であり、この時から口と脳の密接で深い関係ができあがったのである。

一　脳を発達させた顎

顎の四角い人を鰓が張っているというが、本当に顎は鰓から進化したのである。そして、鰓から顎への進化の経過を辿る時、顎は実に多くのことを我々に語りかけてくれる。

ヒトが属している脊椎動物の中で最も原始的なものは魚類であり、その中で最も下等なものは円口類といって円形の口はあるが顎はない。そのため円口類は無顎類とも呼ばれている。無顎類の化石はオルドビス紀の地層から発見されているので、約四億年前には生息していたと思われる。

しかし、現在でも円口類は生息していてこれを見ることができる。ヤツメウナギやメクラウナギがそれで、ヤツメウナギは円い口に顎はなく、ぎざぎざのやすり状の歯が多数見られる。眼の後ろに数個の眼のように見えるものは眼ではなく鰓孔である。日本では本州、北海道各地の川に住み、スナヤツメ、カワヤツメ、シベリアヤツメ、ミツバヤツメの四種が知られている。稚魚の頃は川や湖の底に住み、小さな生物をその円板状の口で吸い取るようにして食べているが、成長すると他の魚に吸い付きヤスリ状の歯で宿主の体内に入り込み血を吸って生きている。

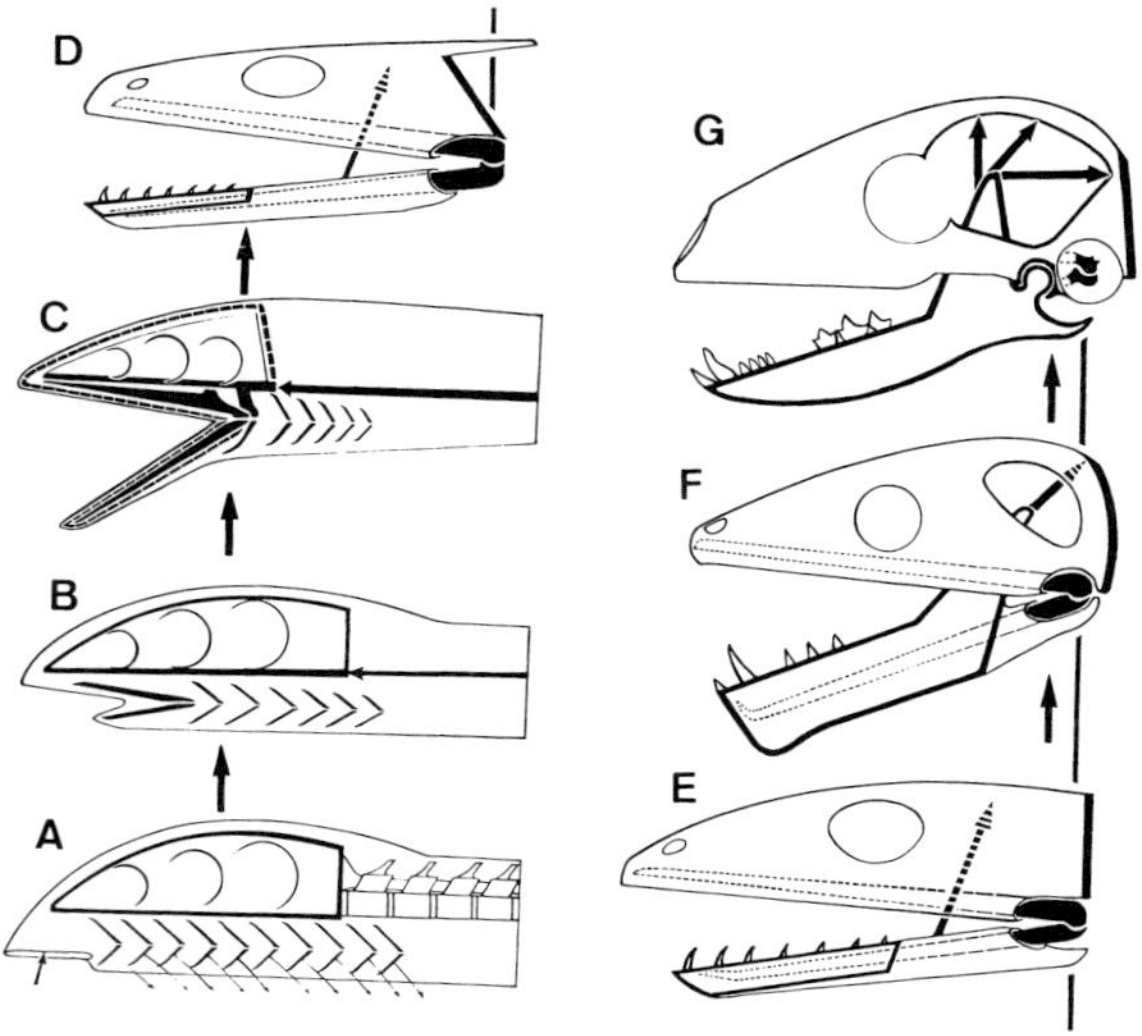

（A：無顎類，B：顎口類，C：硬骨魚類，D：両生類，E：爬虫類，F：化石哺乳類，G：哺乳類）
（Sarnat *et al.* 著，河村洋二郎監訳：顎関節疾患―診断と治療方針―，1983 より改変）[23]

図 2-1　顎骨と顎関節の系統発生

つまり、顎をもたない無顎類は寄生動物にならざるを得なかったのである。なお、ヤツメウナギのことを「ラムペトラ」というが、ラムは舐める、ペトラは岩という意味で、文字通りヤツメウナギは岩を舐めながら岩に吸い付いて川底を移動する魚なのである。

無顎類は、ヤツメウナギを見ても分るように多数の鰓をもっていた。そしてこれらの鰓には、それぞれ軟骨性あるいは骨性の支柱（鰓弓）が備わっていた。これらの鰓弓は

側面から見ると、図2-1Aに示すように、Vの字を横倒しにしたような形に並んでいて、この先頭の鰓弓の尖端部が蝶番状の関節を形成し、上下に開いた骨体部に歯ができて上下の顎に進化したのである（図2-1B）。つまり、顎は鰓から進化したといえるのである。古生物学上、顎骨を備えた最古の魚類はシルリア紀からデボン紀に生息していた板皮類であるとされているので、今から約三億五千万年前のことになる。

魚類から両生類、爬虫類までは、このように鰓弓から直接顎骨が形成されたのだが、これが哺乳類になるとさらにもう一段進化が加わってきて、鰓弓からできた下顎骨（メッケル軟骨）の外側に新しく歯骨が形成され、どんどん後方に成長していって古い顎骨に取って代わり、頭骨の鱗骨と歯骨の間で新しい顎関節ができあがったのである。このため、古い顎関節を作っていた方形骨と関節骨は退化してツチ骨とキヌタ骨になり、アブミ骨と共に耳小骨として鼓膜の振動を増幅して蝸牛に伝える伝音器となって聴覚器官を進化させた。すべての爬虫類の顎関節は方形骨と関節骨から成り、中耳骨はアブミ骨一個だけであるが、すべての哺乳類は鱗状骨と歯骨で顎関節を作っていて、中耳にはアブミ骨のほかに方形骨から変化したキヌタ骨と、関節骨から変化したツチ骨の三個の耳小骨があるので、耳小骨の数が分れば哺乳類かそうでないかが分る。しかしもっと簡単な見分け方は、爬虫類以下の顎関節は上顎が突起状で下顎が窪み状

であるのに対して、哺乳類は反対に上顎が窪み状で下顎が突起状になっていることである。この事実は、発見された動物の化石が爬虫類か哺乳類かを決定する明確な決め手となる、顎からの貴重なメッセージであるといえよう。

脊椎動物は進化史上、三つの大きな変化を遂げているが、そのトップを切ったのが鰓弓から顎骨への進化である。これにより、消極的受動的食物摂取から積極的能動的食物捕食ができるようになり、食物の質と量が飛躍的に増大し、脳機能もまた飛躍的に発達した。次に、鼻孔が口腔とつながり肺魚のように空気呼吸が可能となり、水中生活から陸上生活もできる両生類へ進化する道が開けたこと。三番目に、すでに述べたように顎関節が耳小骨に変化して聴覚とコミュニケーションが発達し、脳の進化を促したことである。そして、脊椎動物が魚類から両生類、爬虫類を経て哺乳類に進化する過程できわめて重要な役割を果たしたこれらの三大変革のすべてに、口が主役を演じていたことを顎は雄弁に物語っているのである。

個体発生は系統発生を繰り返すといわれているように、ヒトの発生過程にも上記の進化過程を観察することができる。ヒトの胎児は、受精後四週でも水中で鰓呼吸をしていた先祖の特徴を残していて、頭部には第一から第四までの四つ鰓弓とその間に鰓裂が見られる。第一鰓弓は二つに分かれて上顎突起と下顎弓になり、これから下顎骨ができる。第二鰓弓は舌骨弓と呼ば

れ、耳のアブミ骨から舌骨までの一連の骨を作る。第三鰓弓は舌骨と咽頭上部に関係する骨と筋を作り、第四鰓弓は後口弓と呼ばれ咽頭下部と喉頭の軟骨と筋を形成する。

胎児は受精後八・五週で、第一鰓弓からできた最初の顎関節によって顎の開閉運動を行っている。この頃、歯骨が前方から伸びてきて古い顎関節の骨が分離し始め、耳小骨のツチ骨とキヌタ骨になる。そしてこれに代って新しい側頭下顎関節が十二〜十四週に出現してくる。前にも述べたように、耳小骨は古い顎関節に由来しているので、この頃の約十週間は耳小骨と下顎骨が同期して動いている。このことは後で述べる顎関節症の人は難聴や耳鳴りを伴うなど、顎関節と聴覚器官の関係の深さを説明する発生学的根拠となっているのである。このほか胎児の鰓弓からは、舌、舌骨、扁桃、甲状腺、胸腺などが形成され、これらはまとめて鰓弓器官と呼ばれている。

二　口と脳

藤田恒夫先生の『腸は考える』という著書の中に、神経系を最初に獲得した生物は腔腸動物のヒドラで、全身に網を広げたように無数の星型の神経細胞が散在しているが、口の周囲には

冠状に神経細胞が密接して集まっているので、これが脳の始まりであろうということや、無脊椎動物でも環形動物のミミズなどは、神経細胞が口の周りに集合して神経節を作り、これが次第に上部に発達したものが脳である、ということが記載されている。また脊椎動物でも、口の奥、つまり咽頭粘膜のすぐ内側に頭蓋骨底を隔てて脳の最も重要な脳幹部がある。

このように口と脳とは位置的に近接しているだけでなく、機能的にも密接な関係が窺がわれる。頭脳的動物の話として、木の実の殻を石で割って食べたり、細い草の茎を蟻塚に差し込んで蟻を釣って食べるチンパンジー、芋を海水で洗って食べるニホンザル、虫を川面に投げて寄ってくる魚を採る五位鷺、舗装道路上に貝を置いて走ってくる自動車に踏み割らせるカラスなど例を挙げればきりがないが、これらの知能的行動はどれも食べるための知恵であり、脳の働きである。

動物にとって餌を見つけ、捕食するということは容易な技ではない。したがって、餌が得られる場所や時期に関する情報はその餌を口にした時に、直ちにしっかりと脳に記憶できるようなメカニズムが備わっているに違いない。食べることは栄養摂取上不可欠の行為であるが、一方では毒物や有害物質を摂取する危険性を含んでいるので、食後の体調が快適か不快かの情報もしっかり記憶され、不快感を生じさせた餌はその後決して食べない。このように、動物の脳

は自己に有益な物を食べるために発達し進化してきたように思われる。

クルトン=ブロックとハーベイは、霊長類の種々の動物の脳重量を体重で割った相対脳重量がその動物の食性と強い関連性があり、木の葉を常食としている葉食性の動物の相対脳重量は、果実食性の動物より軽いことを発見した(一九八〇)。彼らはこの関係を、果実食性の霊長類は葉食性の霊長類より行動範囲が広く、高度で豊かな空間認知能力や記憶能力を必要とするため、脳がより発達したためであると説明している。さらに狩をして動物を捕らえて食べる肉食の霊長類の相対脳重量は、より大きい値を示すことが咀嚼学会で報告されている(澤口俊之、一九九八)。

ヒトの脳の発育は誕生前から、すなわち胎児の時から始まっている。特に妊娠四カ月から生後六カ月までの間に脳細胞の数が急速に増加し、樹状突起も枝分かれが増えて、シナプス形成の基礎がつくられ、生後二年で脳細胞はほとんどできあがってしまう。したがって、この時期は脳発育にとってきわめて重要な時期に当たっているのである。

胎児の脳は胎生七週ですでに脳の原型が認められるが、その脳の機能的発育程度を知るには、胎児の体表を刺激して誘発される反射運動を観察する方法がとられる。ピッツバーグ大学のフッカーとハンフリーの研究によれば、ヒトの胎児は七・五週までは身体のどの部位を刺激し

ても何の反射運動も起こらないが、八週目に口唇部をガラス棒で触れると首と上半身の反対側への屈曲反射が起こり、八・五週目には口の刺激で腕と胴と腰の運動が観察されている。口以外の刺激で反射が誘発されるようになるのは、十・五週以降のことで、手掌の刺激で手指を曲げる反射が観察されたと報告している。

ここで注目したいことは、一番最初に胎児に反射を起させるのは口唇部の刺激だということである。この事実は、口と脳が密接に関係している何よりの証拠である。

三　口と言語と脳

口は咀嚼器官であると同時に発声器官を兼ねている。そして、発声器官としての口は人間において最も高度に進化しており、人間は最も複雑に発達した言語を使用する動物である。人間に最も近いチンパンジーでも、何種類かの声を出して仲間同志でコミュニケーションはとれるが、言葉は話せない。

一九五〇年頃、アメリカの心理学者キース゠ヘイズとキャサリン゠ヘイズ夫妻がメスのチンパンジー（ヴィキと命名）をわが子のようにして育て、英語を話せるように五年間訓練した結果、

「ママ」「パパ」「カップ」という音に近い発音はできるようになったが、その意味を理解していると思えるような使い方はできなかったということである。しかし、一九七〇年頃、アレン＝ガードナーとベアトリス＝ガードナー夫妻がやはりメスのチンパンジーに手話を教えたところ、約五百の手話に適切に対応できるようになり、八十以上の手話で人間と話すことができるようになったと報告している。また最近、京大の霊長類研究所のチンパンジー（アイ）は、いろいろな記号を並べて人間と意志の疎通ができると報告されている。

これらの事実から、チンパンジーの脳は高度のコミュニケーション能力をもっていると考えられるが、言葉で会話ができないのは発声器官の構造に問題があると考えざるをえない。ヒトとチンパンジーの発声器官を比較すると、**図2-2**に示すように、まず声帯の位置がヒトに比較してチンパンジーの方が高く、その分だけ咽頭の容積が狭いので声帯の振動で生じた音の共鳴効果が少なく、さらに鼻腔と咽頭腔がヒトでは直角に繋がっているのがチンパンジーでは鈍角であるため声の変化に乏しく、母音の［a］［i］［u］の発音ができないということが分ってきた。ヒトでも新生児は声帯の位置が高く、鼻腔と咽頭腔の連接角度も鈍角で、チンパンジーと似ているので、初期の泣き声には［a］［i］［u］の音は含まれていない。また一九七一年、フィリップ＝リーバーマンとエドマンド＝スローカム＝クレーリンは、ネアンデルタール人の頭蓋

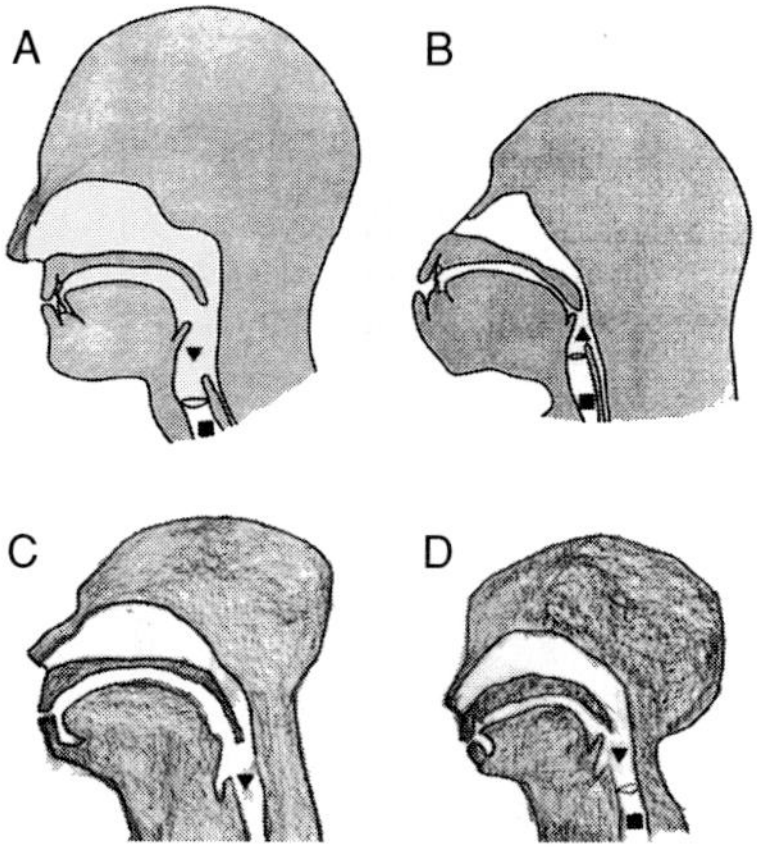

A　ヒト成人　　B　チンパンジー
C　ネアンデルタール人　　D　ヒト幼児
▲印　咽頭　　■印　喉頭

図 2-2　発声器官の比較

骨と脊柱骨から発声器官の形状を推測した結果、チンパンジーや新生児と同様に首が短く、喉頭の位置が高く、咽頭腔が比較的小さくて動かしにくいと推測され、［a］［i］［u］の母音はやはり発音できなかったであろうという仮説を提出している。

京大霊長類研究所の小嶋祥三先生が、チンパンジーを誕生直後から五カ月齢まで人工哺育して音声発達の経過を記録観察されたお話によると、チンパンジーの赤ちゃんは生まれた日から泣き声のほかに「ウー」とか「オー」といった声を出すが、その回数は生後一週間は次第に増加し、後にいったん減少して四十日前後

で最低になるそうである。その後五十日前後から発声回数が急速に増加し十二〜十五週齢でピークに達すると、それからは再び減少し始め、ある低いレベルに落ち着く。この間の発声の特徴は、何かの刺激に対して反応したり誘発されて声を出すのであって、自発的に発声することは稀だということである。

これに対して、ヒトの乳幼児の発声発達は誕生と同時に出す産声や泣き声は別として、声を出し始めるのは生後三カ月頃で、親の話しかけに応答して声を出すようになり、その回数も次第に増加するが、チンパンジーと同様にその後いったん発声回数は減少する。しかし、チンパンジーとは異なり七〜八カ月になると自発的に声を出すようになり、発声回数も急速に増加し続けて再び減少することはない。この発声回数が増加に転じる生後七〜八カ月の頃というのは、乳歯が生え始めて哺乳から咀嚼への転換が始まる離乳期に相当している。

すでに第一章の「一　噛めない子がいるのよね」の項で述べたように、離乳期とは乳から離すことより固形食を咀嚼できるようにする咀嚼学習期である。この咀嚼学習により唇や舌の動かし方が学習され、顎や唇や舌などを動かす筋肉や脳神経細胞が発達するのだが、これらの咀嚼器官は同時に発声器官でもあるので、発音発声機能も向上し言葉の発達を大いに促進するというわけである。言葉の発達は教育の基礎であることを考えれば、離乳期の咀嚼学習は食と教育

の出発点であるということができる。

四　噛むは学習の始まり

哺乳類はヒトでも動物でも、生まれるとすぐ誰からも教わらなくても母親の乳房を探り当て乳を飲む能力をすでにもっている。しかし、固形食を噛んで呑み込むという動作は、学習により獲得される後天的能力である。つまり、咀嚼は哺乳動物が生後初めて行う学習体験なのである。

これはどういうことかというと、胎児は母体の子宮内で自分の指を吸い、羊水を飲み込むことができるまでに発育している。だから、生まれるとすぐ乳首に吸い付き、母乳を飲み込み栄養を摂取することができるのである。しかし、子宮内に固形食はないので咀嚼の能力は発達のしようがない。生後六カ月くらいたって乳歯が生えてくると、吸乳行動が次第に咀嚼行動に移行していく。この移行は先天的、つまりもって生まれた能力だと思われがちだが、生後の学習によって獲得されるものなのである。

前章でも述べたがこのことを証明するような五歳の患者が、朝日大学付属病院の小児歯科に

来られたことがあった。この子は外胚葉性異形症という病気で、顎骨の中に歯が形成されないため、いつまでたっても歯が生えてこないことが判明したので、子供用の入れ歯を作って使用するよう指導された。ところが、五歳まで流動食しか食べていなかったので義歯を入れても噛み方が分らず、普通食を咀嚼して食べられるようになるまでに数カ月の学習期間が必要であった。

普通の乳幼児の場合では、生後四カ月までが哺乳期で、この時期は哺乳に適するように舌が口腔の広さに比べて相対的に大きく、唇は半開きでその間から舌が覗いている。母親の乳房から母乳を飲んでいる時、超音波断層撮影装置で口の中を観察すると、乳児は舌で母親の乳首を上顎（硬口蓋）に押し付け、硬口蓋と軟口蓋の境目まで引き込み、舌の前方部を上げると後方部が下がり、前方部が下がると後方部が上がって、舌全体が虫の這うように蠕動運動をしながら乳首から母乳を絞り出して飲んでいる。

生後五〜六カ月は離乳初期で、乳幼児はそれまで開いていた唇を閉じて流動食を舌の前後運動によって口の奥に運び、飲み込むことを覚える。上下の唇を閉じることを覚えるのが咀嚼学習への第一歩で、これができないと流動性の離乳食が口の外へ流れ出てしまう。また唇を動かす口唇筋は表情を作る重要な筋肉で、顔の表情によるコミュニケーションの発達に役立つので

ある。なお、脳性麻痺児では上唇を下げることが難しく、このため咀嚼の学習が遅れる。

生後七〜八カ月になると離乳中期で、軟らかい食物をスプーンで口に入れてあげると、上下の唇をしっかりと閉じて上唇でこすり取るように口の中に取り込む。そして、舌の上下運動で舌と上顎の間で圧し潰し、これにつれて下顎も上下運動して、リズミカルな咀嚼運動ができるようになり、食物を適当な大きさに丸めて呑み込むことができる。したがって、この時期の離乳食は舌で押し潰せるくらいの固さと大きさのあるものが適当で、微塵切りや刻み食は不適当である。

生後九〜十一カ月になると離乳後期に入る。軟らかい食物を舌で左右の歯茎に運び歯茎で圧し潰し、咀嚼して嚥下できるようになる。この時期には、舌の運動と共に唇や下顎と頬の筋肉が協調的に運動できるようになり、咀嚼が精巧になってくる。

一〜三歳になると、唇、舌、顎の運動が自由自在にコントロールできるようになり、乳臼歯も生えてくるので歯で普通食を咀嚼し嚥下できるようになり、ほぼ完成された咀嚼ができるようになる。ここで初めて咀嚼が習得されたことになるのである。つまり、離乳期は咀嚼の学習期なのである。子供を乳から離すことより、咀嚼を習得させることが離乳の目的である。それを、離乳させることに気をとられて流動食、軟食、普通食の段階をきちんと踏まないと、普通

食、特に繊維性食物や硬い食物が食べられない子になってしまうおそれがあるのである。だから、このような場合には噛めない子ではなく、咀嚼未習得の子と呼ぶべきだろう。万一、そうなった場合は離乳食に戻ってやり直すと咀嚼できるようになる。第一章の「一　噛めない子がいるのよね」の項で述べた保育園児の大部分は咀嚼未習得児であったと思われる。

咀嚼が学習の始まりであるという別の証拠をもう一つご紹介しよう。帯広畜産大学の西村昌数教授らの研究によると、マウスを生後二十日で親から分けて離乳させ、固形飼料で飼育すると、三日後には摂食行動のほかに餌を探す探索行動を行うようになる。ところが離乳後、固形食でなくミルクで飼育すると、何日たっても探索行動は始まらない。そこで固形食を与えると三日後に探索行動が始まるという。

これは、恐らく咀嚼することが脳を刺激して探索行動を発達させるのであろうと西村教授は考え、この考えを立証するために咀嚼と関係が深い三叉神経中脳路核の発育をc‐Fos蛋白染色法により調べたのである。神経細胞は回路ができて活動を開始するとこの蛋白質ができるので、脳の組織標本を染色してその部位を決定する方法である。さて、マウスの咀嚼開始日、翌日、二日後までは何も変化がなかったが、三日後の三叉神経中脳路核にc‐Fosが染まった神経細胞が発見された。これはちょうど探索行動開始時期に一致している。そこで電気凝固法で

この中脳路核だけを破壊しておくと、固形食を与えても探索行動は行わなくなった。以上の実験から西村教授は、マウスが固形飼料を咀嚼するという初体験は、歯根膜や咀嚼筋からの神経情報が三日後には三叉神経中脳路核の神経細胞に機能分化を誘発し、探索行動パターンを形成すること、およびいったんできあがった神経回路は咀嚼を継続することによって維持されているが、中脳路核の機能消失により探索行動は消失すると結論されている。まさに咀嚼は学習の始まりであるという何よりの証明である。

五　噛んで考える

物事を教えるのに「噛んで含める」とか、文章を「よく噛みしめて味わって読む」とか、また理解が早いことを「呑み込みが早い」などというが、このように教育の仕方がよく食べ方に譬えられるのも、両者の間に何らかの共通性があるからであろう。しかし、噛んで考えるといっても、ただ噛んでいるだけでは何の考えも浮かんでこない。あくまでも、考えなければよい思案は浮かんではこないのである。

では、考えるとはどうすることなのだろうか。国語辞典によれば、考えるとは「あれや、こ

れやと思いを巡らせること。ある事について心を知的に使って判断すること。事の正邪、真偽を問いただすこと。新たなものを工夫する、新しいものを作り出す、あるいは編み出すこと」などと書いてある。行動心理学では、思考を「新しい環境や事態に遭遇した時、既得の反応様式や過去の記憶を基にして修正したり統合して適応あるいは解決する方法を見出すこと」と定義している。

人は考えるためには素材が必要である。それは言葉、文字、記号、絵図などで、これらを操作して概念を構成し考えをまとめていく。一人で考える場合、考えの最小単位をなすものは単語である。キー・ワードを中心にして単語を並べて考え方の筋道を立てていくのである。それを文章にして、さらに細部を補っていく。筋道の立て方には、自問自答形式、対話形式、発想逆転形式、比喩や擬人法などがある。確実なものを基礎にして、複雑なものはできる限り分割して、最も単純なものから取り上げ、順次複雑なものに考えを広げていくのである。見落としがないように、すべてのものを取り上げて全体に渡って考えを巡らせることが大切である。

いい考えが浮かぶ場所として、中国の欧陽修は「馬上、枕上、厠上」の三上を挙げている。また、三中といって「夢中、浴中、歩中」を挙げている人もいる。私は「嚼中」を一つ加えてもいいのではないかと思っている。ただし、噛む物はチューインガムとかスルメや昆布のよう

に、一度口に入れたら長く噛んでいられる食品がいいと思う。

今どんな気分かを心理学的に検査する方法に「自己報告式気分チェックリスト」というものがある。これは「活動的気分、緊張的気分、快感的気分」の三種の気分をそれぞれ八項目について四段階評価するようになっている。このテストを五十四名の大学生について、ガム咀嚼中とそうでない時とで比較した投石保宏博士らの調査によると、ガム咀嚼中は活動的気分が高く、緊張的気分は低く、快感的気分に優れているという結果が得られている。

また、佐橋喜志夫先生はガム咀嚼が精神作業負荷（連続加算試験）と全身性運動負荷（十段階段昇降運動）に及ぼす影響を調べた結果、ガム咀嚼は全身性運動負荷による交感神経緊張亢進に対してほとんど影響を及ぼさないが、精神作業負荷による交感神経緊張亢進を緩和する効果があったと報告している。

こうした食品を長く噛んでいると気持ちが落着き、考えることに精神を集中できるように思われる。おそらく、そうさせる脳内ホルモンが分泌されているのだろうが、まだその物質は確定されてはいない。

六　唾液分泌と学習

学習とは、過去の経験を記憶していて新しい環境に置かれた時、その環境下で最も効率的に目的を達成できるよう行動を変化させる働きであると定義されている。

このような学習行動の基礎をなすものが条件反射である。この条件反射は一九〇二年、ロシアの生理学者パブロフ（一八四九～一九三六）によって発見されたことはあまりにも有名な話だが、この発見の端緒となったのは唾液分泌の実験用の犬に毎日餌をやっていた時、その犬に近づいただけでまだ餌をやらないうちから唾液が分泌されることに気づいたことであった。元来、唾液分泌は食べ物が口の中に入って、味覚が刺激されて初めて反射的に（先天的に備わっている反射として）分泌されるものである。それが毎日餌をやる人が近づく足音を聞いただけで唾液分泌が起こるように学習してしまったのである。足音という条件が刺激となって唾液分泌反射が起こるので、これを条件反射と名付けたのだが、食事に結び付いた条件反射は非常に形成されやすく、条件反射を利用した動物の学習にはよく食べものが用いられてきた。ここでもまた、食事と学習の強い関連性が窺がわれる。

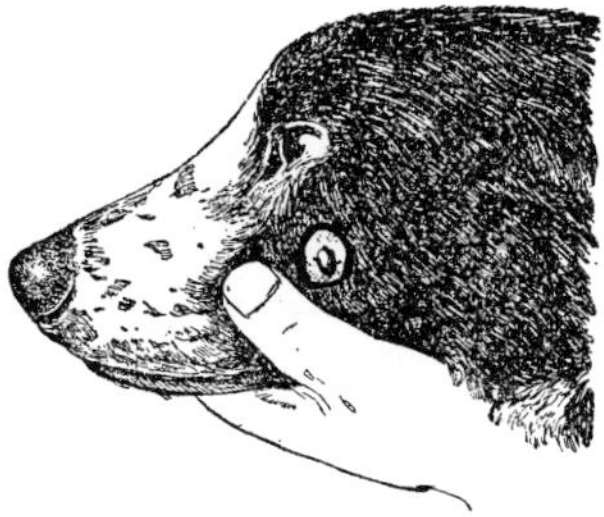

(Pavlov 著，林　髞訳：条件反射学，1943 より)(24)

図 2-3　耳下腺唾液瘻を作った犬

パブロフは唾液分泌の仕方を研究するために、犬の耳下腺唾液分泌導管の開口部を直径一センチメートルくらいの円形の頰粘膜と共に周囲組織から剝離し、反転させて頰の皮膚に開けた小孔から外に引き出し、皮膚に縫い付けた。一週間ほどたつと傷口が癒えて耳下腺導管の開口部は頰部皮膚に付着し、唾液はそこから頰の外側に分泌されるようになった。ただし、このままでは分泌された唾液は頰の皮膚を伝って皮膚を濡らす状態になるので、開口部にバロンチカという唾液受けをザマスカという接着剤で貼り付けて、唾液分泌の観察や測定を可能にした（図2-3）。

私は大阪大学歯学部を卒業して直ちに河村洋二郎教授の口腔生理学教室に入れていただいたが、その時の最初の研究課題が唾液分泌機構で、条件反射ではなかったが、パブロフの方法で犬に耳下腺唾液瘻を作り、分泌量の測定をしたことがある。

余談はさておき話をパブロフの実験に戻すと、犬の耳下腺からは有効な刺激を与えない限り、唾液は一滴も出てこない。メトロノームの音を聞かせても、唾液は出てこない。しかし餌を与えると一〜二秒で唾液分泌が始まる。餌が口腔粘膜や舌を刺激したため反射的に唾液分泌が誘発されたのである。そこで、メトロノームを聞かせて餌を与えるという手順を繰り返し行っていると、メトロノームを聞かせただけで十秒くらい後に唾液が出るようになる。ご存知のように条件反射が形成されたのである。言い方を変えると、この犬はメトロノームを聞くと唾液を出すことを学習したともいえる。またメトロノームで唾液が出たということは、この犬がメトロノームの音は、次に餌が来る前触れである、ということを記憶した証拠とも考えられる。すなわち、唾液の出方によって犬の脳内の活動状態を推測することができるのである。たとえば、ベルを鳴らしてメトロノームを聞かせた場合には唾液は出てこない。ベルの方に注意が行って、メトロノームは単なる音となり、信号としては脳に受け入れられなくなってしまったと考えられる。これを外制止という。条件反射に関与する脳内の神経回路が抑制されたのである。思いがけないことで外制止がかかることがある。騒がしい所では気が散って勉強できないのもこのためであろう。

いったん条件反射が形成されてメトロノームで唾液が出ていても、メトロノームだけ聞かせ

てその後の餌を与えることを止めていると、次第に唾液は出なくなってしまう。これは条件反射が消えてしまったわけではなく、制止を受けているのだが、このような制止を内制止という。内制止が続くと犬は無気力になり、頭を下げて体がだらんとして眠り込むようになる。このような時、リズムの早い、音の大きいメトロノームを聞かせると、再び唾液分泌が起こるようになる。これを脱制止という。

以上一連の唾液分泌条件反射の実験結果は、そのまま教室の授業に当てはまるように思う。始業ベルを聞いて教室に入ることとの繰り返しは立派な条件刺激である。この刺激で脳は授業態勢に入る。はじめのうちは、学生達もこちらに注意を向けて聞いているが、そのうち単調な話の繰り返しでは内制止が働き、居眠りを始めるようになる。その時、大きな声で面白い話をすると、これが新しい刺激となって眼を覚まして再び授業を受けるようになる。内制止がかかったなと思ったら、脱制止をかけてやるのが私の授業のコツであった。

内制止より厄介なのが神経症である。条件反射により実験的神経症を起こすことができる。図2-4に示すように、条件刺激として犬の前のスクリーンに明るい円形の光を投射する。続いて餌を与えると唾液が出てくる。次に、同じ強さの楕円形の光を投射するのだが、この時には餌を与えないようにする。この操作を繰り返していると、円では唾液が出るが楕円では出ない

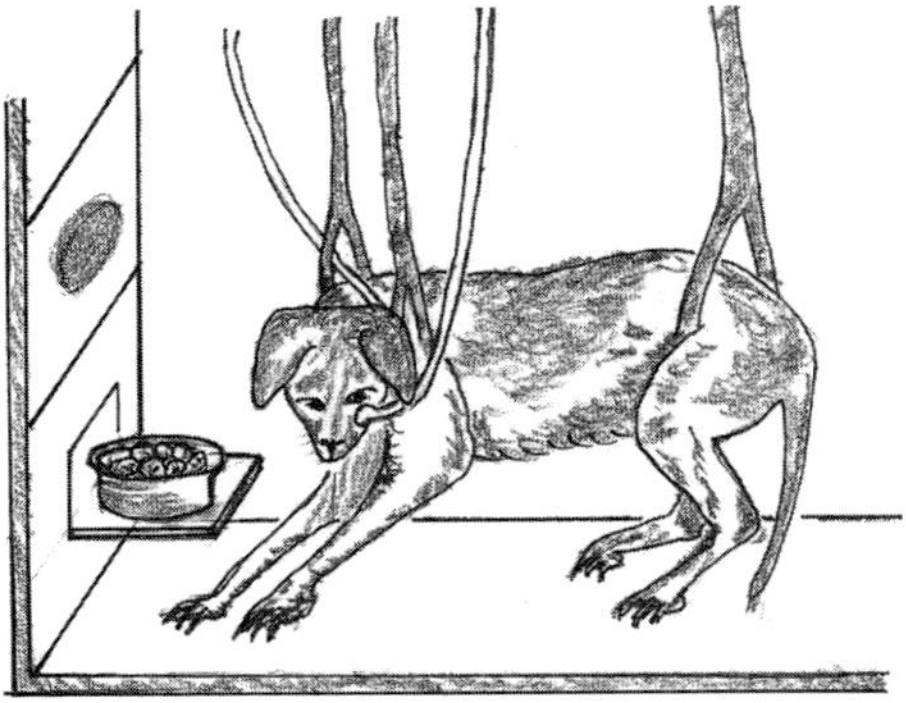

(Pavlov 著，林　髞訳：条件反射学，1943 より改変)[24]

図 2-4　実験的神経症になった犬

ようになる。ここで、楕円の形をだんだんに円に近づけていく。楕円の長径と短径の比が九対八になると、今まで円では唾液を出し楕円では出なかったのが、突然弁別能力がなくなり、これまで静かな性格の犬が実験室で吠えわめき、歩き回り、あたりの物を食いちぎり、今までに見たこともないような荒々しい行動をとるようになる。そして、前には正確に区別していた、長径と短径の比が二対一の明確な楕円と円の区別もつかなくなり、どちらを見せても多量の唾液を出し、口から泡を吹いて逃れようとして暴れ出す。このような状態を実験的神経症というが、実験的神経症は自由の束縛、恐怖体験、微妙な弁別の要求などによって引き起こされるのである。そして、いったん起きると実に頑固で、長く続き、容易に治らない。その回復には長い休養が必要である。

野球で際どいコースでもボールとストライクの区別がよくつき、打率が三割を越すバッターが突然まったく打てなくなることがある。こうなると、今まではよく見えていた球筋が分らなくなり、ストライクに手が出ずボールを振ってしまう。円を見ているのに唾液が出ず、明らかな楕円に唾液を出す実験的神経症の犬と同じような状態であると思われる。野球では実験的神経症とはいわずにスランプと呼んでいるようだが、いずれにしても、なかなか抜けられず長くかかる点では同じである。

大学の講義では、A説によればこうであるが、B説ではこれを真っ向から否定しており、CはA、Bの折衷説である。また、D説はA、Bともにそれぞれ正しいとしている。しかし、E説は……とだらだらと果てしなく続くことがある。そして、講師の見解は最後になっても明らかにされず、どれがいいのか分らないままの場合には、聞かされていている方は口から泡を出してひっくり返りそうになる。

七　この章のまとめ

この章ではじめに、よく咀嚼することが記憶や学習効果を向上させるという事実を説明す

る根拠を求めて、口と脳の関連性を系統発生学的に追跡すると、脊椎動物の祖先は魚類の円口類であり、顎がなく海底の餌を吸い込む程度の摂食方法であった。それが鰓弓から進化した顎をもつに及んで摂食法が積極的能動的捕食行動に変化して、脳が飛躍的に進化発展を遂げたことを示した。

次にヒトの個体発生をみると、胎児には鰓裂、鰓弓から咀嚼器官が発生し、体表刺激により誘発される運動反射は口唇刺激による首、上半身の反射が最初に起きる事実から口と脳の関係の深さを指摘した。さらに、咀嚼器官は発声器官をも兼ねており、ヒトは口腔機能の発達により言語を獲得し、このことが脳をさらに一段と発展させる原動力となり、口と脳の関係をますます密接なものにしたことを述べた。

最後に、咀嚼に伴って生じる唾液分泌現象から発見された条件反射は学習の基礎的機構を成しており、学習のメカニズムを解明する上に非常に役立っていることを説明した。

さて、このように口と脳が密接な関係にあることが分ると、咀嚼機能が障害された時には脳機能にも影響が及ぶのではないかと心配になってくる。そこで、第三章ではこの咀嚼障害について検討してみたいと思う。

第三章　咀嚼嚥下障害と脳機能

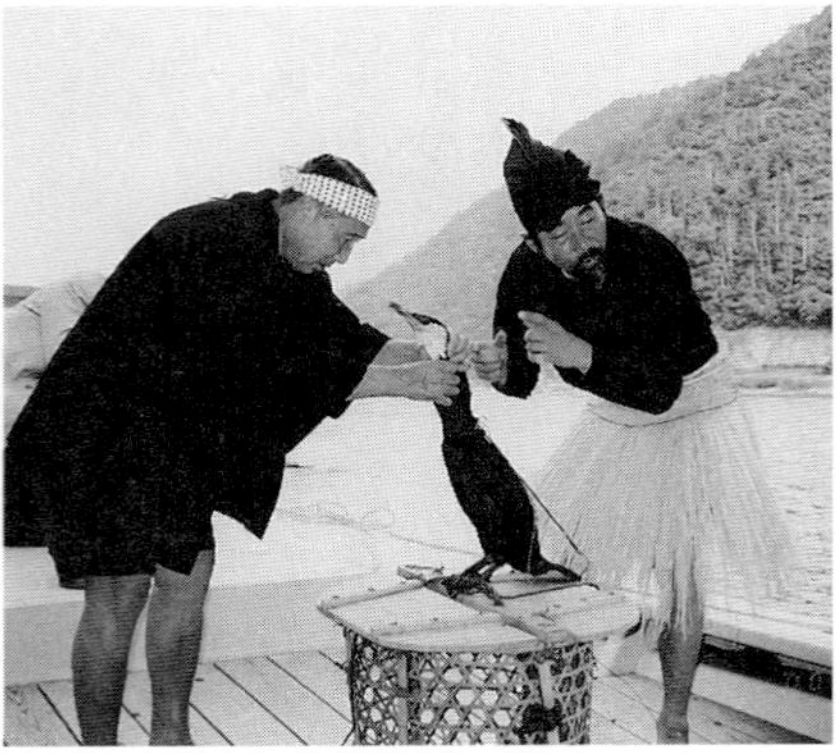

岐阜長良川の鵜匠と鵜

中扉（前頁）の写真説明

鵜飼という漁法は、海鵜を捕えてきて鮎を採るように鵜匠が訓練するもので、その方法には愛情をもって接するなど、人間の教育に通じるものがある。

第一章と第二章で述べたように、系統発生学的にも個体発生学的にも口と脳とはきわめて密接な関係にあり、咀嚼器官の進化に伴って脳機能も進化し、よく咀嚼して発育した個体は学習能力が高いとすれば、その逆の場合、すなわち咀嚼嚥下障害がある場合には脳機能が低下する可能性が危惧されるわけである。

そこでこの章では、咀嚼嚥下障害と脳機能の関係について述べることにする。

一　咀嚼障害

一九八四年八月、身体障害者福祉法が改正されて、身体障害の一つとして「咀嚼障害」が認定された。つまりこのことは、それまで咀嚼障害は障害の中には入っていなかったということで、大変遺憾な事態であったわけだが、これで咀嚼障害者にもやっと福祉の手が届いて嬉しく思った。

ところが、ここでいう咀嚼障害とは「口蓋裂の後遺症により、著しい咬合異常が認められ、歯科矯正の治療を必要とするもの」のみに限定して障害の四級と認定され、顎変形症や顎骨切除後などの高度な咀嚼障害者でも、この法の適用は受けられなかった。しかし二〇〇三年四月に厚労省から出された認定基準についてのガイドラインでは、より広い範囲で「咀嚼障害」の認定がされるようになった。ただし、この咀嚼障害の認定者は同法第十五条の指定する医師(耳鼻科系指定医)であって、歯科医師ではないのである。そこでこの不都合を是正するため、今のところは社会局長通達により、新たに知事の指定する歯科医師による意見書を添付することになっている。「咀嚼障害」という言葉には、こんな大きな問題が含まれているのである。この

ような事態を招いた原因としては、いくつかの問題点が挙げられるが、ここでは本書の性格上、医学用語の問題だけに限って述べることにする。

「食べる」の医学用語は「Phagia」であるから、咀嚼障害に最も近い医学用語は「dysphagia」だと思われる。ところが、医語辞典ではこれが「嚥下障害」と訳されているのである。それで、咀嚼障害は嚥下障害のことである、それなら嚥下障害の認定者は耳鼻咽喉科系の医師である、となってしまったのだろう。「食べる」という行為には咀嚼と嚥下の二過程が含まれているから、「dysphagia」は嚥下障害とせず、「咀嚼・嚥下障害」と訳すべきであったと思う。なお、「咀嚼障害」を正確に表現するなら「dysmasesis」となるが、これは一般的ではないので理解されにくいであろう。

咀嚼が習得されたのちに、顎の関節が癒着してまったく動かなくなったり、顎を動かす筋肉が痙攣したり硬直したりすると、顎が動かなくなるので完全に咀嚼ができなくなる。または下顎の発育が悪く小さいため、上顎と下顎の歯がまったく噛み合わない場合にも咀嚼はできない。このような場合を咀嚼不能（amasesis）という。しかし、歯が全部なくなっても、歯茎である程度は噛める場合は咀嚼不能とはいわない。歯がなくて歯茎で噛む場合のように、咀嚼はできるが十分でない場合を咀嚼不全という。歯はあっても、虫歯になっていたり、歯周病で歯がぐ

らぐらしていたり、一部の歯が抜けていたり、噛んだ時に顎の関節や顎を動かす筋肉に痛みを感じる場合には、噛む力が十分に出ないため硬い物が噛めず咀嚼不全に分類され、歯が全部揃っていても、歯並びや上下の歯の噛み合わせが悪い場合にも咀嚼不全と呼んでいる。

義歯を入れた場合、センベイやピーナッツなどを噛み砕くことはわりあい容易にできるが、若布やホウレンソウや肉の筋がなかなか噛みきれなかったり、肉や野菜が最後まで磨り潰せなくて、繊維や筋が残っていつまでも口の中に残って呑み込めないで難儀することがある。義歯においても前歯は噛み切れるように、犬歯は引き裂けるように、小臼歯は噛み砕けるように、大臼歯は磨り潰せるように、噛み合わせが十分調整されていなければならない。

二　咀嚼障害が脳機能に及ぼす影響

Onozuka らはマウスの上顎臼歯を歯肉縁まで削除すると、モーリスの水迷路テストの成績が正常対照群に比較して有意に低下したと報告している。この水迷路テストはマウスの場合、直径約六〇センチメートル、深さ約三〇センチメートルの水槽に二二センチメートルの高さまで水を満たす。水温は二十三度とし、スキムミルクを入れて水を不透明にする。そして、直径六

センチメートルの透明な円形のプラットホームをマウスに見えないように水面下一センチメートルに固定し、この位置の目印として四個のマークを水面から一センチメートルの高さに設けておく。

準備ができたらマウスを一定の位置から水槽に入れ、水面下のプラットホームに泳ぎ着くまでの時間を測定し、これを水迷路からの脱出潜時とする。この時間ははじめは一分以上かかるが、何回も学習するにつれて空間感覚が向上し十秒くらいになる。これに対して、臼歯を削除された咀嚼障害群では倍の二十秒以上かかった。咀嚼器官、特に歯根膜からの感覚入力は大脳皮質口腔感覚領から海馬へ投射していることが分っているので、Onozuka らの研究グループは海馬領域の神経細胞数を計測した結果、CA 1 領域の錐体細胞は一平方ミリメートル当たり対照群約三二一〇個に対し、臼歯削除群では二三三二個で有意に減少していた。しかもこの海馬の神経細胞減少の程度と水迷路テストの成績は、比例していたと報告されている。

また Kato らのラットを用いた実験では、抜歯すると正常対照群に比較して放射状迷路の学習成績が低下し、かつ大脳皮質側頭葉のアセチールコリンの遊離が減少すると報告している。このほかにも軟食飼育動物では大脳皮質や海馬のシナプトフィジンが減少し、シナプス形成が抑制されたという報告もある。

これらの動物実験の結果を総合すると、ヒトにおいても、虫歯、歯周病、歯の脱落、不正咬合、咬合異常、顎関節症などによる咀嚼障害は大脳皮質や海馬の神経細胞とそれらのシナプスの数を減少させ、その結果記憶や学習能力を低下させ、老人性痴呆にまで及ぶ可能性があると考えられる。

次に歯以外の原因による咀嚼障害について考えてみよう。従来、歯以外の顔面頭蓋における機能障害は顎関節部やその周辺の疼痛、関節雑音、下顎運動制限を主症状とするものが多いため、顎関節症あるいは顎関節機能障害と呼ばれてきた。しかし最近、顎関節症以外の症状、たとえば舌、顔面、頭蓋、頸部、肩部、胸部、腰部の疼痛や凝り、ＭＰＤ症候群、睡眠性無呼吸、自律神経失調による不定愁訴などが咀嚼系の全範囲を含む機能障害と考えられ、これらの疾患に対して「咀嚼系機能障害」と呼ばれるようになった。

そこで次に、歯以外の咀嚼障害として顎関節脱臼と顎関節症について述べてみよう。

三　開いた口が塞がらない

大笑いしたり、大きな欠伸をした時に口が開いたまま閉じられなくなるばかりか、閉じよう

とすればするほどかえって口が開いてしまうことがある。これは顎がはずれた、いわゆる顎関節脱臼である。

顎の関節は両側の耳孔のすぐ前にあるので、そこに指を当てて口を開閉してみると関節が前後に動いているのが分る。顎の関節は頭蓋底の窪みに下顎小頭が嵌まり込んでいる。正常の場合にはこの小頭がはずれないように靭帯で保護されているが、これが伸びて緩んでいると、小頭が窪みの前縁を乗り越えてはずれてしまうことがある。これが脱臼で、こうなると下顎小頭は口を閉じる筋肉の作用線より前方に出てしまっているので、口を閉じようとしてこの筋肉を収縮させると口はかえって開いてしまう。これを元に戻すには、いったん顎を下方に押し下げながら後方に押す。そうすると、関節の元の窪みに復帰するというわけである。

このように顎がはずれるのはヒトの顎関節だけである。前に述べたように、顎関節は鰓弓から進化したものだが、原始的顎は単純な蝶番関節を形成し、上顎側が突起状で下顎側が窪み状になっている。この顎関節の凸と凹の関係は図3-1に示すように、両生類から爬虫類、鳥類を経て恐竜に至るまで変わらず存続している。それが哺乳類に進化すると、突然凸と凹の関係が逆転し上顎側が窪み状に、下顎側が突起状に変わるのである。これは古い方形骨と関節骨で構成されていた顎関節が退化し、新しく鱗状骨と歯骨との間で関節が形成される時に、上の鱗状

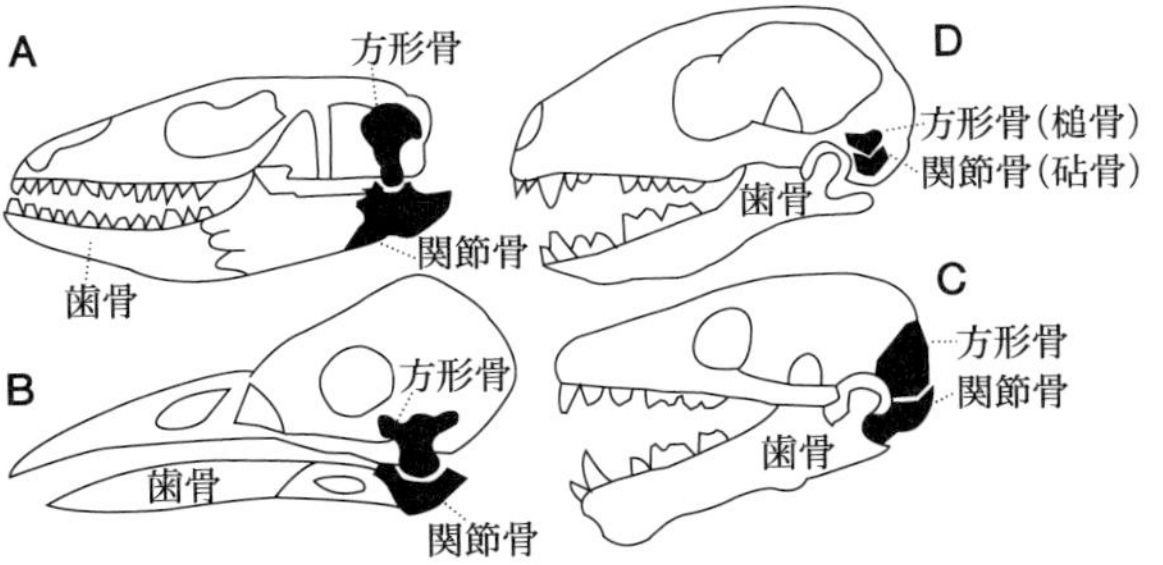

A　爬虫類，B　鳥類：顎関節は上が凸，下が凹，C　哺乳類様爬虫類：顎関節は旧関節と新関節が併存している，D　哺乳類：顎関節は上が凹，下が凸

図 3-1　顎関節構造の系統発生的変化

骨に窪みが、下の歯骨に突起ができたためである。

面白いことに、爬虫類と哺乳類の中間に哺乳類様爬虫類の化石が発見されているが、彼らは古い顎関節と新しい顎関節の両方をもっているので二関節顎類と名づけられている。そして古い方の関節は上顎が凸で、下顎が凹、新しい方はその逆である。なぜこのように、新旧の関節で凸凹の関係が逆転するのか、その理由ならびに必要性は不明である。

顎の関節には、窪みと小頭との間にクッションとしての関節円板が介在していて、口の開閉につれてこの円板も小頭と一緒に前後に移動している。ところが、円板が小頭から前方にずり落ちて小頭の前方移動を妨げると口が開かなくなる。これが開口障害である。

開口の大きさは、上下の前歯間の距離で四〇ミリ

メートル以上が正常人の値だが、上記のように円板がつかえる場合では二〇ミリメートル以下になる。なお、小頭が円板からはずれる時やずれた円板に再び小頭が乗り上げる時カクンと音がする。これを関節雑音という。このような開口障害や関節雑音の症状は、顎関節症の一種で顎関節内障の場合によく観察される。

次にこの顎関節症についてもう少し詳しくお話ししよう。

四　因果は巡る顎関節症

第二章の「一　脳を発達させた顎」の項で述べたように、顎関節、特にヒトのそれは発生過程が複雑であったうえに、完成された顎関節も他の関節にはみられない次のような不安定要因を抱えている。

第一に、左右の関節が下顎骨体によって連結されているため一体として動かされ、相互に協調性調節が強いられている。第二に、関節頭が回転と滑走の二種類の運動をする。第三に、歯並びや噛み合わせによって関節の運動が制約や干渉を受ける。第四に、関節円板が移動する。

つまり、ヒトの顎関節は構造と機能が何でも食べられるように極度に進化発達したために、か

えって過度にデリケートな器官となり障害を起こしやすくなったと考えられる。

事実、顎関節は関節雑音、関節痛、運動障害を起こしやすいのみならず、頭痛、肩凝り、耳鳴り、難聴、めまい、などの随伴症状を訴える患者が多い。これらの症状の原因は一つではなく、いくつかのものが入り混じり原因が結果を呼び、結果が次の原因となり縺れた糸のように錯綜している場合が多くみられる。

顎を動かした時、耳孔のすぐ前の深部に鈍い痛みを感じるのを関節痛という。発痛原因は関節円板、下顎頭とこれらを包んでいる靭帯などの関節包に無理な力が加わったか、円板や下顎頭を引っ張る外則翼突筋の過度の緊張による筋肉痛である。

このほかに、噛む筋肉（咬筋、側頭筋、内側翼突筋）や頸の筋肉（胸鎖乳突筋など）に筋肉痛が出ることも多く、さらにこれが頭痛に広がることもある。関節痛と筋肉痛との間には、関節痛が原因で筋肉が過度に緊張して筋肉痛を起こし、これが原因となってさらに関節痛が増す悪循環を生じるので、どこかでこの悪循環を断ち切る必要がある。

関節痛や筋肉痛があると、顎の動きが制約され開口障害や顎運動異常を起こす。鏡を見ながら口を大きく開閉させると、顎がスムーズに真っ直ぐ上下に運動すればいいのだが、左右どちらかに偏位したり、8の字を書くような動きをすると顎関節に変化が起きていると考えられる。

もし、症状が進むと口の開閉時にカクンとかギシとか音がするようになる。この段階では日常生活に支障はないが、痛みを感じたり口が開かなくなったら当然治療が必要になる。

顎関節症をさらに一層複雑にしているものに、歯の噛み合わせ問題がある。上下の歯が噛み合っていない間は、顎の位置あるいは下顎頭の位置は顎を動かす筋肉（咀嚼筋）によって決まる。したがって、筋肉の働きが正常であれば顎の位置も正常である。ところが、上下の歯が噛み合う時には噛み合わせに都合がいい位置に顎は落ち着く。たとえば、左側に噛み合わせの悪い所があればそこを避けて右側に寄る。臼歯部に強く当たる所があれば顎は前に逃げるといった具合である。このような下顎の偏位が生理的限度を越えると、咀嚼筋の緊張亢進から筋肉痛を引き起こしたり、関節円板の偏位を招いて顎関節症の原因となる。また逆に、顎関節症で下顎が偏位すると、噛み合わせがずれて下顎をさらに偏位させる結果となる。まことに、顎関節症は因果が巡る厄介な病気なのである。

顎関節腔は中耳腔に隣接しており、その境界壁には裂け目があってそこを神経と血管が貫いている。これらの神経はいずれも三叉神経の知覚枝で、顎関節の動きが異常となり繰り返し異常な負荷が神経を刺激すると、耳痛、耳鳴り、めまいなどを起こすことがある。

今までに述べてきたように、顎関節症では関節の痛みだけでなく咀嚼筋痛、頸筋痛、頭痛、

耳痛、耳鳴りなど種々の症状を現わすものだが、訴える症状が多く、その部位が次々と変わり、訴える内容が大袈裟で執拗であり、症状が長期間続いている割には全身的衰弱が軽度で顎関節症に対する治療効果が現れない場合は、心身症の疑いがあるといわれている。心身症とは身体的原因がないにもかかわらず、心配事やストレスあるいは心の葛藤など精神的原因によって身体的症状が現れる病気のことである。顎関節症に伴う肩凝り、頭痛は、原因がそれと気づきにくいのでなかなかよくならず、勉学の妨げとなっている場合があるので周りの者が気をつけてあげることが肝要である。

顎関節症という疾患名は一九五六年に上野正教授によって初めて使用されたのだが、すでに述べたように多種多様な原因によって多彩な症状を呈するため、診断と治療法が混乱していた。そこで一九八〇年六月十四日、第一回顎関節研究会が開催され、次いで一九八八年七月一日には日本顎関節学会が設立され、病名検討委員会を設置して討議を重ねた結果、一九九六年、顎関節症を①咀嚼筋障害、②関節包・靭帯障害、③関節円板障害、④変形性関節症、⑤その他心身症など、の五型に分類整理したのである。

五　嚥下障害

ヒトは食物をそのままでは嚥下できないので、よく噛んで細かくし、唾液と混ぜて軟らかくし、舌の働きでボール状の食塊として口の奥の方へ送り込む。ここまでは意識的に行われるが、食塊が咽頭の粘膜に触れると嚥下反射が起こって、意思に関係なく食塊は食道内に送り込まれる。この反射は一秒足らずの間に行われ、食道に入った食塊は食道の蠕動運動によって胃に送られるのだが、このような一連の嚥下過程のどこかが障害されると嚥下できなくなる。これが嚥下障害である。

一九七〇年代以前は、アメリカでも嚥下障害の患者には、鼻から胃までチューブを挿し込んで栄養剤を注入するか、中心静脈から栄養液を点滴していた。しかし、ここ二十年の間に嚥下障害のある患者にすぐチューブや点滴で栄養を与えるのは誤りで、注意深く計画された診断技術で診断し、リハビリテーション技術を含む栄養管理法で、正常な「口で食物を噛んで呑み込む」摂食法へ復帰させることが生きる意欲を復活させ、結果として病気の回復が早くなり、生活の質の向上に役立つということが分ってきた。とはいうものの実際には、口から食べさせる

のは、意識障害がある患者や感覚神経麻痺や運動障害のある患者では飲食物を気管の方へ誤って入れてしまい、いわゆる誤嚥性肺炎を起こし、高齢者の場合には生命の危険を冒すこともあるきわめて大変な任務であるということも分ってきた。そしてこのためには、各科の医師、歯科医師、看護師、栄養士、作業療法士などの総合的協力が必要である。

胎児は妊娠十六〜十七週で、すでに子宮内の羊水を飲んで嚥下しているのが観察されている。この胎児の羊水嚥下により子宮内の羊水量が調節されているので、胎児に上部消化管閉塞や脳障害のため嚥下障害があると、母体に羊水過多症がみられることがある。

生後にみられる嚥下障害の原因は多種多様だが、まとめて分類すると次の三つに分けられる。①口腔、咽頭、喉頭などの炎症、異物、外傷などによる嚥下痛のため、②口腔から食道までの通路の異常による通過障害、③嚥下に関与している神経、筋肉の機能障害である。③の場合には、多かれ少なかれ誤嚥により嚥下物が気管の方に入ってしまい肺炎を起こす危険がある。

高齢者では年齢と共に神経反射が鈍くなり、筋肉の緊張も緩んで一連の嚥下反射が遅れ、タイミングがずれてくる。このため喉頭蓋が気管への入り口を閉鎖しない間に食塊が流れ込んで来て、誤嚥を起こし肺炎の原因となるのである。また嚥下する力が弱いと、咽頭に入ってきた食塊を一度に食道に送り込めないので、咽頭に貯めておいて少量ずつ分割して、何度も嚥下す

ることになる。これも気管への誤嚥の原因となり、ひいては肺炎の原因となる。老人性肺炎は生命の危険を伴うので十分注意しなければならない。

食事中に咳が出る、息がつまるなどというのは嚥下障害の重要な症状である。食物が口から鼻の方に行く、鼻から出てくるなどの場合は、脳出血などによる軟口蓋麻痺が疑われる。嚥下する時に喉が痛いのは、咽頭粘膜の炎症か、魚の骨か何かが刺さっていることが多く、食物が喉の奥に溜まっているような感じがする時は脳血管障害、神経系の疾患、腫瘍などの心配がある。また、一回の食事に一時間以上もかかるようであれば、以上述べたような嚥下障害があると考えられる。

呑み込みやすい食品は、プリンやヨーグルトのような少し粘りけのある半固形状のもので、生卵、絹ごし豆腐、アイスクリームなどが推奨されている。反対に、お茶漬けのようにさらさらした液体の中に粒状の個体が浮遊しているような食物は、最も誤嚥しやすい食品である。また、案外水は最もむせやすいので、薬を水で飲む時は細心の注意が必要である。体温と同じ温度のものは嚥下反射を起こす刺激としては不十分で、体温より低いか高いほうが嚥下を起すのには適している。食事の前にレモンか梅干を舐めて唾液を十分に出させ、口腔粘膜や咽頭粘膜を潤しておくと嚥下をしやすくするのに役立つ。食塊が口の奥へ行ったら、口を閉じて鼻から

息を吸って呑み込むと楽に嚥下できる。そして嚥下の後で息を吐き出すようにする。重症の嚥下障害の場合には、専門の医師の指導と治療を受け、歯科医師、理学療法士、作業療法士、看護師、栄養士などのチームワークによるリハビリテーションが必要となる。

六　丸呑み

「噛む」や「咀嚼する」の反対語は「丸呑み」や「鵜呑み」、つまり噛まずに呑み込むことである。ヒトが食べ物を噛まずに丸呑みにすると、消化不良を起こしてしまうが、ヒト以外の動物には噛まずに丸呑みするものが多数いる。この種の動物で有名なものは蛇で、大きい獲物を呑み込むために顎関節が外れやすくなっていることや、下顎が真中で離れて左右に開くようになっていることは比較的よく知られているが、鵜呑みの語源になっている鵜のことはあまりよく知られていないように思われる。

鵜は鵜呑みという言葉通り、その細長い嘴からは想像できないくらい大きい魚を呑み込んでしまう。私は岐阜市の長良川近くに住んでいるので、よく鵜飼見物に行くし、鵜匠さんからいろいろとお話を聞く機会も多いのだが、鵜匠の一人、山下善平さんからお聞きした所によると、

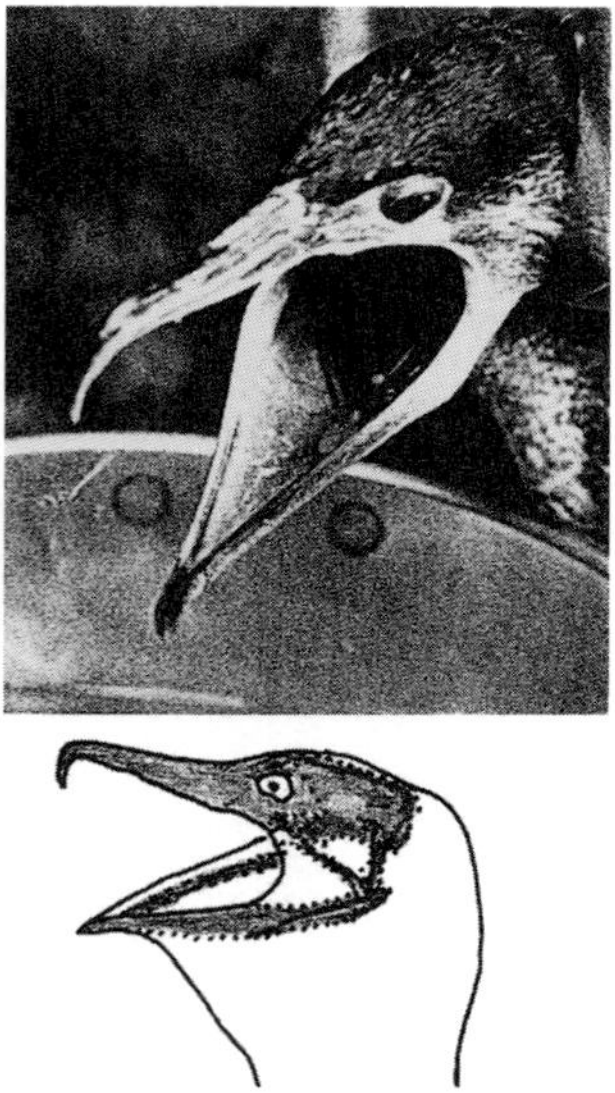

（上写真　北洞南一：長良川の鵜飼写真集，1973より）

図 3-2　鵜の嘴

鵜はアヒルより少し大きいくらいの黒い水鳥だが、体長三〇センチメートルぐらいの魚を簡単に呑み込んでしまうそうである。これを可能にしているのは嘴と顎関節の特殊な構造にある。

まず、上嘴が根元で薄く弾力性にとんでいるため、先端を上方に反らせることができる。また、図3-2に示すように下嘴は後部の骨と前部の歯骨の結合がゆるく、左右の歯骨を外側に広げることができる。さらに、顎関節の上顎側の方形骨は約一八センチメートルもあって垂直に下顎骨と関節を

作っており、前後に動かせるので嘴を大きく、最大七十～八十度くらいまで開けることができるのである。

鵜が魚を咀嚼せずに呑み込んでも何も支障が起きないのは、消化管で強力な消化酵素を分泌するからで、鱗は一時間で、筋肉は二時間で、骨は三時間で消化してしまうそうである。ヒトの場合、よく噛んだ牛肉は消化吸収されるが、肉塊を噛まずに丸呑みすると相当量の肉が未消化の状態で糞便中に排泄されてしまう。「鵜の真似をする烏は溺れる」という諺があるが、鵜の真似をして肉類を鵜呑みにする人間は、消化不良を起してしまうだろう。

また別の鵜匠、杉山健二さんの話では、鵜は鋭い上下の嘴で水中の魚を頭から三分の一あたりをしっかりくわえると、水面に浮かびあがって魚の頭が口の方に向くようにくわえ直し、両嘴を大きく開けて一気に呑み込むのが普通だが、鵜もたまには狙いがそれて尾の部分をくわえてしまうことがあるそうである。すると、魚は嘴で挟まれたまま大暴れすることになる。こうなると、鵜は水面に出た時、魚をいったん空中にほうり上げて見事に頭の部分をくわえ直し、素早く呑み込む。

この有様を鵜飼見物でま近に見ていると、あたかも鵜が取った魚を見物客に自慢して見せびらかしているように思えて微笑ましくなる。しかし、これはもちろん見物客を喜ばせるためで

はなく、尾の方からでは鱗が逆立って呑み込めないから、くわえ直したのである。

ところが、鵜匠が首をしごいて鮎を吐き出させる時には、尾の方から素直に出てくる。不思議に思って理由を聞いてみると、この時には魚がすでに死んでいるので、鱗は逆立たないから素直に出てくるのだそうだ。しかし、鵜が「せいご」を呑み込んだ場合には大きい背鰭が喉に引っかかって出てこなくなるので、「せいご」は鵜に捕らせないようにしているという。

鵜は鮎を呑み込んでも首を麻縄で適度に締められているので、小さい魚は呑み込めるが大きい魚は食道でつかえて胃まで入らないようになっている。それでも一度に七〜八尾ぐらい喉に貯められるそうである。

鵜が捕らえた鮎は、その体に二本の嘴跡がついているのですぐ分る。鵜に噛まれた鮎は即死するので、身が引き締まっていて美味しいため珍重されている。これに反して、釣り上げられたり、網に掛かった鮎は次第に弱って死ぬので味がよくない。

鵜には海鵜と川鵜があるが、長良川の鵜飼には海鵜が使われている。これは海鵜の方が体が大きく、人に馴れやすいので使いやすいからだそうだ。杉山さんの祖父の代には、海鵜と川鵜の雑種のような鵜がいたそうである。というのは雑種かどうか明確でないからだが、外見上は海鵜と川鵜の特徴を兼ね備えていたそうで、この鵜はほかの鵜よりとび抜けて上手によ

く鮎を捕り理想的な鵜であったので、彦丸と名付けて大切に飼育されていたそうである。彦丸の死後はこんな素晴らしい鵜は現れず、今では幻の鵜といわれているそうである。

「鵜呑み」のついでに「鵜の目、鷹の目」に触れておこう。鳥類の目には眼瞼の内側に瞬膜があり、瞼を開いたまま目瞬きができる。そして、鵜の瞬膜は透明で水中では水中眼鏡の役割を果たすので、水の中でも大変よく見えるのだそうだ。さらに、鵜の目は両眼が上嘴の基部に接近して存在し、瞳孔が真正面を向き、人間と同じように両眼視が可能で、遠近感、距離感が正確であることが鵜の水中での魚の捕獲に役立っているのである。このほか、鵜はコロニーを作って集団生活をする習性があり、この習性をもつ動物は飼い馴らしやすく学習能力が高いとされている。このため、古くから魚を捕獲する鵜飼漁に利用されてきたというわけである。

日本の鵜飼は歴史が古く、古事記にすでに記載されているが年代は不詳である。日本書紀には雄略三年に鵜飼に誘って暗殺する話が出てくる。これは四八〇年に相当するので今から約一五〇〇年前のことになる。信頼のおける最古の資料としては、七世紀初頭の「隋書」の「東夷伝」に遣隋使の話として、「倭国では鵜の首に環をつけて川に放って魚を取らせている」との記述があるので、遅くとも六〇〇年代には鵜飼が行われていたことは確実である。長良川の鵜飼は、約一二〇〇年前に始まったとされている。（この項、可児弘明著『鵜飼』参考）

七　この章のまとめ

一九八四年八月、身体障害者福祉法が改正され身体障害の一つとして「咀嚼障害」が認定されたが、咀嚼障害の定義が明確でなかったため医療と福祉の現場では混乱と不都合が起こった。食行動には咀嚼と嚥下の二つの過程が含まれているので、身体障害者の福祉を考えるには連続して発生する咀嚼と嚥下を一連の、一つのものとして取り扱うことが必要である。

用語問題から離れて、咀嚼障害が脳機能に及ぼす影響を明らかにする動物実験では、臼歯削除や抜歯などの方法で咀嚼障害を生じさせたグループは各種の迷路テストの成績が正常対照グループより低下し、かつ大脳皮質側頭葉や海馬などの記憶や空間感覚に関係する部位の脳細胞数が減少し、シナプス形成も減少していることが分ってきた。

咀嚼障害は歯の欠損だけでなく、顎関節脱臼や顎関節症など各種の咀嚼系機能障害の患者に起きるので、これらの疾患と脳機能の関係も検討する必要がある。咀嚼障害と同様に嚥下障害もまた重要な問題で、嚥下障害の原因、症状を説明し、治療には医師、看護師、歯科医師、歯科衛生士、作業療法士などのチーム治療が必要であることを述べた。

第四章　咀嚼障害の予防

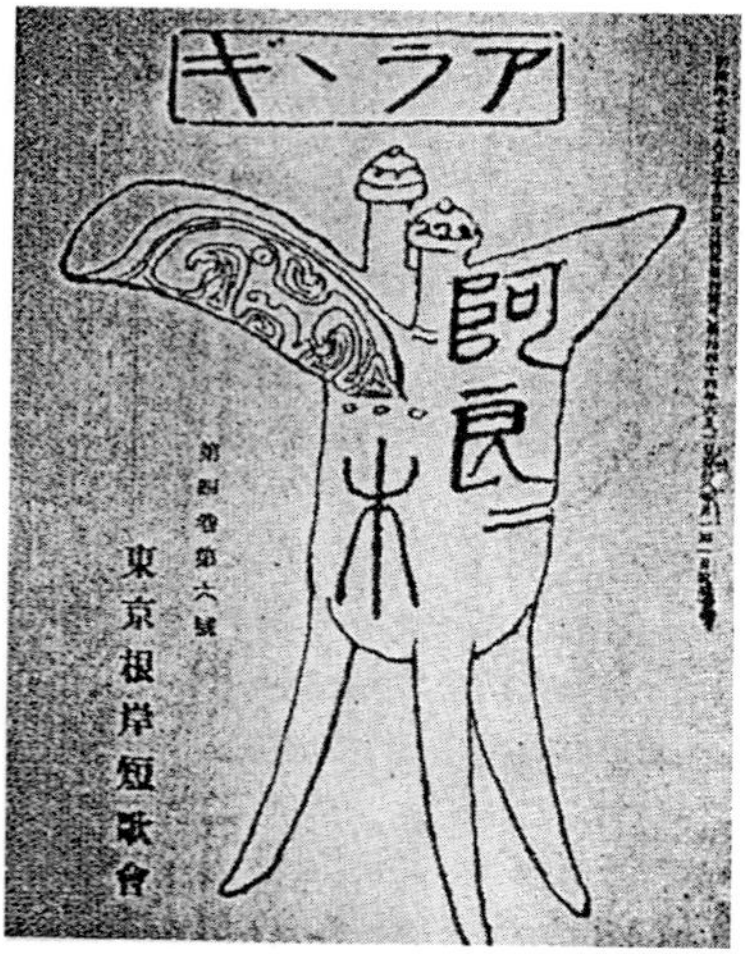

短歌同人雑誌の表紙

中扉（前頁）の写真説明

短歌同人雑誌『アラ、ギ』第四巻第六号の表紙絵に「爵」の図が用いられている。この「爵」は咀嚼の「嚼」と深い関連性がある。（詳細は一一二頁を参照）

第四章で咀嚼障害が脳機能をはじめ全身の諸機能に種々影響を及ぼす話をしたので、この章では咀嚼障害の予防について述べてみたいと思う。

咀嚼障害を予防するには、まず齲蝕症、歯周病など、歯の疾患の予防と治療が必要なことはいうまでもないことであろう。これら歯性咀嚼障害のほかに、顎関節性や咀嚼筋性あるいはこれらの二つと関連して下顎偏位性の咀嚼障害がある。ここでは下顎偏位性の咀嚼障害について述べてみたいと思う。

子供の頃、食事の時によく親から「きちんと正面をむいて、姿勢を正しくして」と注意されたものだが、それがただ単に行儀とか作法の問題ではなく、心身の健康のためでもあったということが、今ようやく分ってきた。

そこで、食事と姿勢の問題を中心に、これに関連する咀嚼障害の予防問題を取り上げることにする。

一　顎と姿勢

一九三八年、クラッツキーとフォウレルは、ヒトが食べものを咀嚼している時のエックス線映画を撮影しこれを見て驚いた。この時働いている筋肉は顎に付着している咀嚼筋だけではなく、首や肩や背骨の筋肉まで一緒に働いていたし、関節も顎関節だけでなく頸椎の関節も動いており、頸椎や胸椎、肩甲骨、胸骨、鎖骨の上で口を閉じる時は頭が前に、口を開ける時は頭が後ろへ揺れていたのである。すなわち、咀嚼時の顎運動は頭蓋骨を固定しておいて下顎だけが運動しているのではなく、噛む時は下顎が挙上すると共に上顎は少し下降して上下から挟み付けるようにして噛んでいるのである。この事実は、顎の運動が顎を動かす筋肉以外の神経・筋肉系と関連していることを示唆するものである。

一九八五年の夏、私は北陸のある温泉で湯に浸かっていて、上記の事実、つまり顎を動かす仕組みが全身の筋肉を動かす仕組みと連動しているということを証明できるような経験をした。その時、私は湯が溢れている湯船の縁に頭を載せて、両足を伸ばし眼を閉じて体を浮かせていた。そして何気なく顎を右へ動かして、その位置に留めておいて眼をあけると、伸ばした

両足が右の方へ動いていたのである。おやっと思って顎を元へ戻すと、両足は静かに元へ戻ってきた。念のため、今度は顎を反対側の左に動かすと、足は左に動き、顎を戻すと足も元へ戻った。

大学へ帰ると、私はさっそく研究室の人たちとカメラを提げてプールへ行き、実験の目的は一言も説明せず完全に伏せておいて、何人かに水面に浮かんでは顎を左右に動かして下半身が動くかどうかをカメラに収めた。その結果、体を浮かせた時に腰が沈んで足先だけが水面に出ているような場合には、いくら顎をずらせても下半身は動かないが、腹筋が緊張し足先が水面に出ていると、顎のわずかな移動で下半身が移動して全身が「く」の字になることが分った。

顎と姿勢の関係では、顎が前に出ると首も前に出て猫背になり、顎が偏ったり傾くと、首も傾きその側の肩が下がる。そしてこの状態が長く続くと、背骨まで曲がることが報告されている。スポーツの練習などで、疲れて姿勢が崩れてくると、自然に顎が上がってくる。コーチがそれを見つけると「顎を引け」と怒鳴る。いわれた通り顎を引くと、首から背筋が伸びて姿勢がよくなる。まさに、顎は姿勢のバロメータといえるのである。

ヒトも含めて動物には姿勢反射が備わっている。その一つに緊張性頸反射というのがある。これは頭の位置が変わると、四肢の筋緊張が変化して四肢が伸びたり曲がったりする反射であ

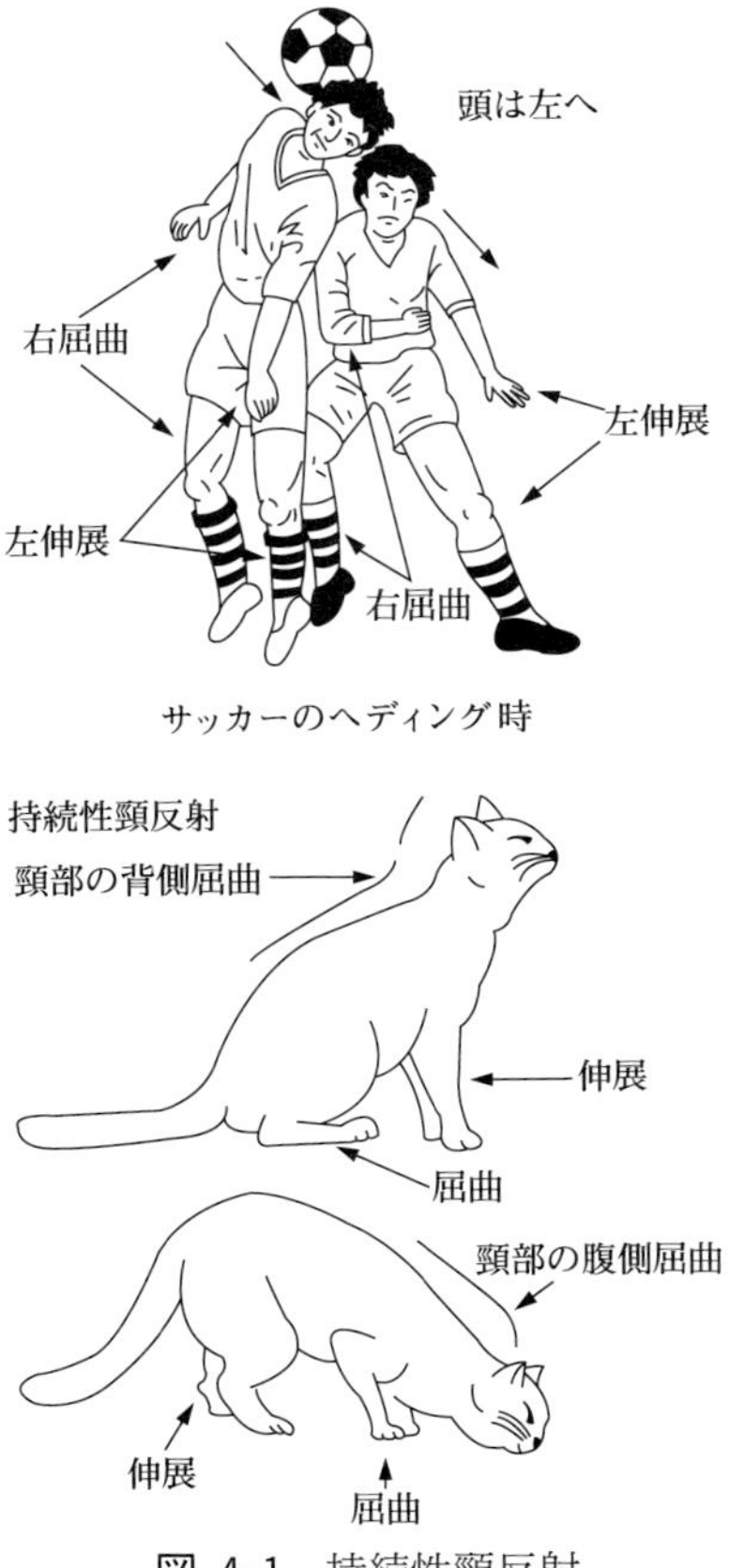

図 4-1　持続性頸反射

る。たとえば、頭を右に向けるとその側の上肢、下肢の伸筋緊張が高まって伸展し、反対側の緊張は低下するので屈曲する。ちょうど、**図4-1**に示すようにサッカーでヘディングした時の姿勢になる。

また、頭を前に曲げると、両側の前肢が屈曲して後肢が伸展する。動物が穴の中を覗き込む時こんな姿勢をとっている。反対に、頭を後ろに曲げると前肢が伸びて、後肢が曲がる。これは動物が高い所を見上げている姿勢である。

私は、このように頭の位置が変化した時には四肢の筋肉だけでなく咀嚼筋の緊張も変化しているに違いないと考え、筋電図法を使って動物やヒトで実験してみると、果たせるかな予想は的中した。この方法は、顎関節症の診断でどの咀嚼筋の緊張が高まっているかを検査するのに利用することができ、早期発見、早期予防に役立っている。

特定の筋肉の緊張がいつも高まっていると、その部の毛細血管が圧迫されて代謝障害を起こし、有害物質が蓄積してそれが痛覚神経を刺激するので痛みを感じるようになる。現在、顔面痛や頭痛がする人は、まず内科医に相談する。また、耳、頸、肩、腰などに痛みを感じる人は耳鼻咽喉科医、整形外科医、神経科医などに相談する。しかし、治療しても効果が思わしくない症例の中には、歯科、口腔外科領域に痛みの原因が見出される場合がある。その原因とは、噛み合わせ不良、下顎の偏位、不適合な入れ歯や充塡物、片側噛み、顎関節症などのために生じる筋肉の緊張亢進である。

以上、下顎偏位は全身の姿勢に影響することについて話したが、逆もまた真なりで、日常生

活において椅子に座って足を組んだり、背骨を曲げたり、首を曲げて仕事をしていると、下顎位が偏位して咀嚼障害をきたす原因となる。したがって、咀嚼障害予防の第一は歯を大切にすること、第二が姿勢を正しくすることである。

二　噛み癖と寝相

以上のことから咀嚼障害予防の第一は、食事の時に正しい顎の位置で咀嚼し、頭が傾いたり、肩が下がったり、背骨がまがったりしないようにすることである。正しい顎の位置で噛むためには、正面を向いて脇見をしないこと、片方ばかりで噛まず左右両側で平等に交互に噛むことである。

食事の他に就寝時の姿勢も下顎の位置を左右する。就寝姿勢は仰向けがよい。うつ伏せになって、顔を横に向けて寝ると枕により顎が反対側に圧されて下顎偏位の原因となる。うつ伏せに寝る時は、頭の向きを左右交互に変えるよう心掛けるといいだろう。

顎は生後も発育して大きくなるが、歯は生えてくると一生その大きさは変わらない。そのため生後の環境によって顎の発育が悪いと、遺伝子の設計通りの歯が生えてきたとき、小さめの

顎には歯が生えるスペースが不足していて、仕方なく歯は斜めを向いたり、先の歯に重なったりして乱杭歯（叢生）になる。これは立派な歯列不正の一種で、日本人のこの種の「歯と顎のサイズ違い」は近年増加の傾向にある。たとえば、ある調査によれば縄文時代の人骨では、このサイズ違いは調査資料の約二〇パーセントだったが、十三世紀の鎌倉、室町時代では約三〇パーセント、十八世紀の江戸時代では約四〇パーセント、そして二十世紀の現代ではなんと約六〇パーセントに達していると報告されている。ちなみに、欧米人では約四〇パーセントということである。

近年、日本人に歯と顎のサイズ差がある人がこのように急速に増加したのは、食生活の急激な変化が原因であろうと考えられている。すなわち、乳児期に哺乳瓶授乳により、舌や顎を動かして積極的に努力して吸うことをしなくなり、また、離乳期に離乳を急ぎ過ぎて十分咀嚼訓練ができていないまま普通食に移ることが多くなっていること。次に、幼児期には軟らかい食べものをあまり噛まずに食べさせ、学齢期になると、早く早くと食事を急がせざるをえない世間の風潮があること。こうした食生活、食習慣の変化によって、子供たちはよく噛まなくなり咀嚼器官の発育が悪くなり、顎も小さくなったのであろうと推測されている。

顎が小さいために起こる八重歯、乱杭歯は見かけが悪いだけでなく、歯ブラシが行き届かず

歯垢が溜まるので、虫歯や歯周病になりやすい。このような歯の病気を防ぐためにも、小さい時からよく噛む習慣をつけておくことが大切なのである。

ヒトの顔は誕生してから死ぬまでの間にずいぶんと変化するが、その変化は遺伝子の設計図に書き込まれている通りの部分と、生後の環境や条件に影響される部分とがある。そして、この影響を受ける部分はほとんどが顎である。全身の生後発育を大きく左右するものに成長ホルモンがあるが、これは骨端部を成長させるので顔面の骨では下顎骨の頤部が非常に大きくなる。骨の形成は、ウォルフの法則に従って行われる。この法則とは「骨は力を受ける所で形成され、受けない所は吸収される。かくして、骨はその機能に最も適した形に形成される」というものである。この結果、できあがった骨は力学的にみて最適の形状を示すようになる。なぜこうなるかというと、骨に力が加わると歪みが生じ、そこに微弱な電位差が発生し陽から陰に向かって電流が流れる。すると陰極に相当する部位の造骨細胞が活性化されカルシウムイオンが集まって来て、ここに骨が形成されるからである。事実、実験的に骨に微弱な電流を通すと陰極の周辺に骨が形成される。

さて、顎の骨で力を受けるところといえば、咀嚼筋の付着部と歯根を支えている歯槽骨である。したがって、よく噛むと咀嚼筋が発達し厚みが増すので頬が豊かになるだけでなく、ウォ

ルフの法則で下顎骨の強い力が加わる部分に骨形成が行われ、顎が大きく強くなるのである。その結果、逞しい顔つきになる。

左右対称の顔でいたいと思うなら、食事する時は左右両側で同じように咀嚼するよう心がけることである。片側ばかりで噛んでいると、噛まない方の頬が緩み、鼻の脇の鼻唇溝が消えてなくなる。さらに、この状態が永く続くと下顎骨まで左右非対称となり顔が歪んでくるのである。顎関節の形態や関節円板の位置も左右非対称になると、下顎が左右に偏位したり傾いて口まで歪んでくる。ここで再び繰り返しになるが、下顎が偏位すると頭が傾き、そのために一方の肩が下がり、やがて脊柱が湾曲して傾いた姿勢になる。このような姿勢では、肩凝りや腰痛が起こり、自律神経失調による不定愁訴に悩まされ、体調を崩すことが多い。食事は姿勢を正して、正しく両側で同等によく噛んで食べるようにすることが肝要である。

それにしてもなぜ、噛み方や顎の偏位によって姿勢が悪くなったり、種々の全身的不定愁訴が現れるのであろうか。次にこの疑問に迫ってみたいと思う。

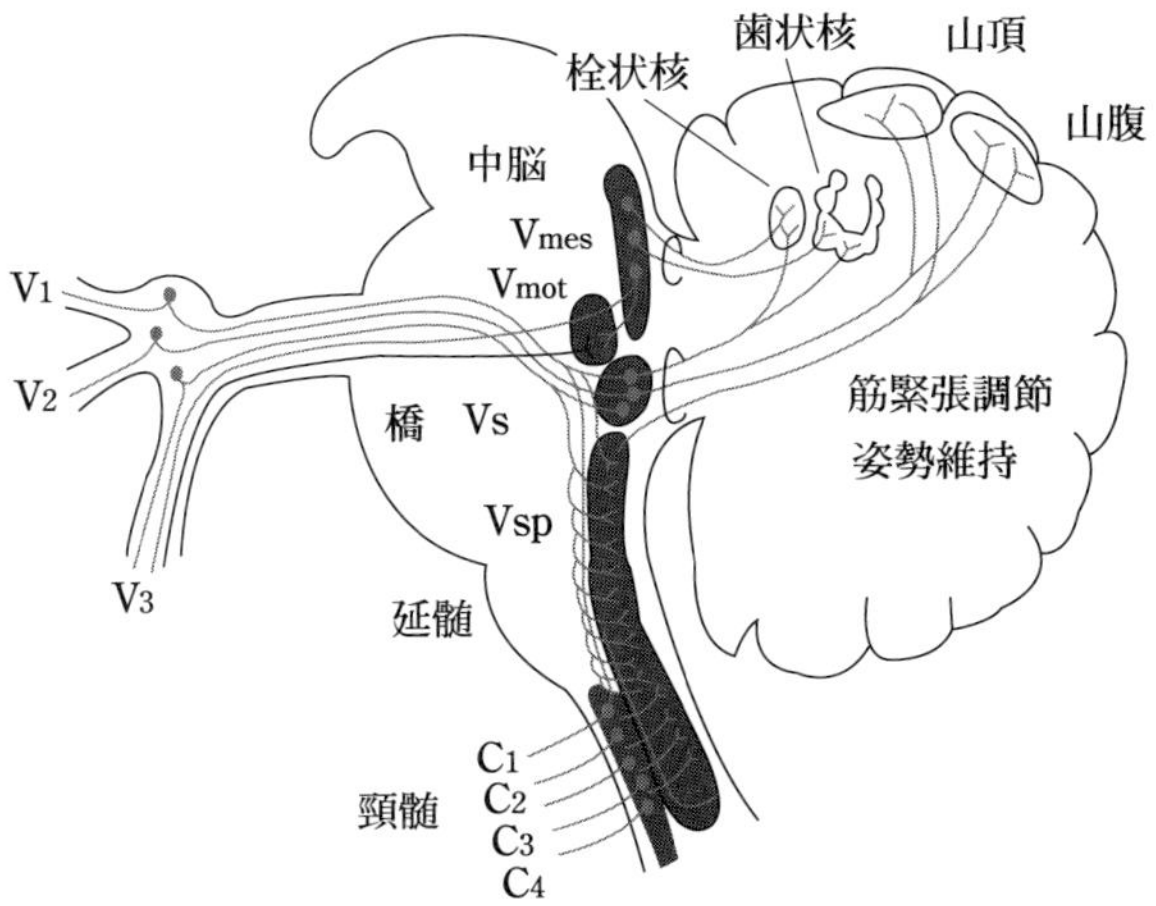

Vmes：三叉神経中脳路核
Vmot：三叉神経運動核
Vs　：三叉神経主感覚核
Vsp　：三叉神経脊髄路核
（嶋井和世ほか監修：グレイ解剖学〔II〕，1982より改変）[26]

図 4-2　三叉神経と頸髄・小脳との神経連絡

三　咀嚼器官と全身の関連機構

偏側咀嚼や咬合異常や下顎偏位といった咀嚼器官の異常が、なぜ全身性の異常を惹き起こすかという疑問にごく簡単に答えるなら、それは「咀嚼器官からの異常な情報が頸部を中継所として全身に伝えられるからだ」といえるだろう。そう、この問題を解く鍵は首にあるのである。ではこの点をもう少し詳しく見ていこう。

図4-2に示すように、咀嚼器

官からの感覚情報は三叉神経の感覚神経線維によって伝えられるが、その神経細胞体は三叉神経節にあり、その中枢性突起は感覚神経根を形成して橋外側部を通って被蓋に進入し、そこで多数の線維は短い上行枝と長い下行枝に分れ、上行枝は三叉神経主感覚核に、下行枝は三叉神経脊髄路を形成して脊髄路核に入る。そのうち最長の線維は頸髄最上部に達し第1、第2頸髄の膠様質に入っている。このことが重要で、つまりここで三叉神経は頸神経細胞と連絡しているのである。さらに、三叉神経脊髄路の下顎神経部には顔面神経、舌咽神経、迷走神経からの一般内臓求心性線維の小群も含まれている。このことは、三叉神経が内臓機能とも関連があることを示唆している。

三叉神経のもう一つの核は中脳路核である。この核への求心性神経は歯、歯根膜、硬口蓋、咀嚼筋、顎関節包からの固有感覚性インパルスを伝える。これらの神経細胞体がこの中脳路核にあり、その中枢性突起の大部分は三叉神経運動核に入るのだが、一部の線維は上小脳脚から小脳に入り、歯状核と栓状核に分布している。

また、図4-2に示すように、三叉神経主感覚核と脊髄路核からの二次神経線維が下小脳脚から小脳に入り、山頂と山腹に分布している。このように小脳に入った三叉神経情報は、咀嚼筋の緊張調節と姿勢維持に関与しているものと考えられている。

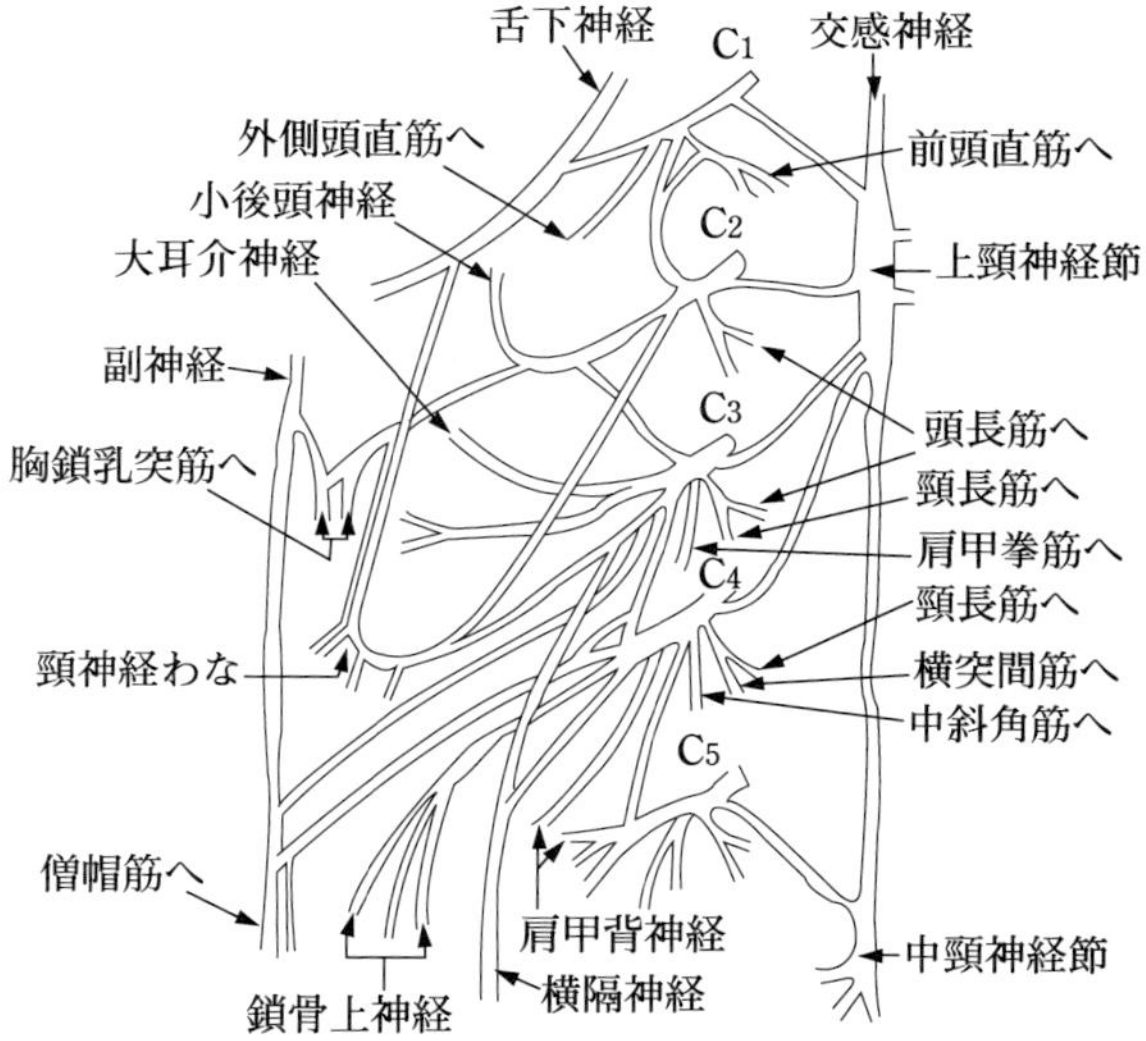

(嶋井和世ほか監修：グレイ解剖学〔II〕，1982 より改変)(26)

図 4-3　頸神経叢の交通枝

次に、三叉神経脊髄路と連絡していた頸髄最上部から出る頸神経は、頸部で頸神経叢を形成し、図 4-3 に示すように、多くの頸筋、上腕筋および舌下神経、副神経、交感神経とも交通枝をもち、頸肩腕の諸筋および自律神経反応に種々の症状を発現することができるのである。

四　よく噛むということ

今まで何度も「よく噛む」ことの必要性、重要性について話してきたが、ここで改めて「よく噛む」とはどういうことかについて考えてみた

いと思う。よく噛むという言葉には二つの意味が含まれている。一つは「何度もよく噛む」という、咀嚼回数が多いという量的意味でのよく噛むであり、そしてもう一つは「良く噛む」、すなわち「正しく噛む」という質的意味でのよく噛むである。

噛むことを咀嚼というが、この言葉の語源を調べてみると、「何度も重ねてよく噛み小さくすること」という意味が含まれていることが分った。

『字源』によると、「咀は嚼と連ねて咀嚼とし『カム』ことの意を表わし、そのために口扁が付いている」とある。「且」は音を表わし、漢音では「ショ」、呉音では「ジョ」と発音され、共に食物を咀嚼する時の音を擬したものと考えられている。「嚼」も同様の意で音を表わし、漢音では「シャク」、呉音では「ザク」と発音し、咀嚼する時の音に似ている。辞書から分ることはここまでである。これでは、表音文字と少しも変わらないし、また単にショとかザクという音を表わすだけなら、同じ音をもつ別の文字に口扁をつけてもよかったはずであるのに、あえて、且とか爵を当てたのには何か理由があったのではないかと考え、「且」の意味を調べると、図4-4に示すように、「且」は地上に石や土を積み重ねた形を表わす象形文字で、「重ねる」という意味があった。たとえば、「組」は糸が重なって組まれた状態、「岨」は山が重なって岨しい状態、「助」は力を重ねて助ける、というように「且」のつく漢字には何度も重ねるという意

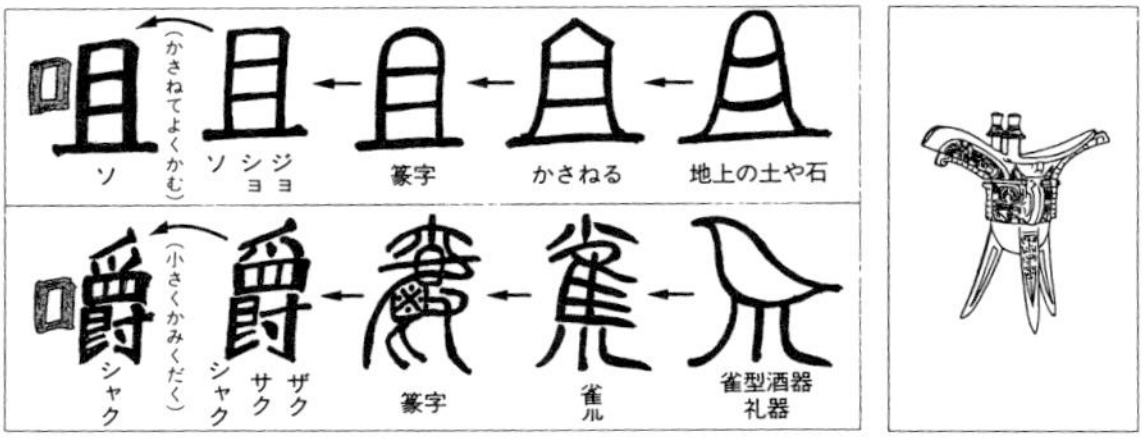

図 4-4　漢字「咀嚼」の起源

味が含まれていたのである。だから、「咀」は「口を何度も動かしてショショと音を立てて重ねてよく噛む」という意味に解することができる。

次に、「爵」は元来図4-4右に示すように、雀の形をした酒器で中国では祭礼用に用いられていた物である。余談になるが、爵を祭礼に用いる場合には祭壇に並べる順序が非常に厳密であったところから、転じて爵は順序、人の位階を表わすようになり、公爵、子爵、男爵などのように使用されるようになったそうだ。

前置きが長くなったが、「爵」という字は図4-4の下段に示すように雀の象形文字から転化したもので雀の意味があり、ここから「小さい」、「細かくする」という意味が出てきた。したがって、「嚼」は「口でよく噛んで食物を小さく噛み砕く」という意味に解することができる。このように考えてくると、「咀嚼」とは「ショ、ショ、サクサクと音を立てて、食物を何度もよく噛み、小さくなるまで噛み砕くこと」であると、中国の古人は考えていたのであろうと推測され

るのである。

なお、偶然の機会から私は短歌の同人雑誌『アラヽギ』の第四巻（明治四十四）の表紙に、線描きの爵の絵が載っているのを発見して感動した経験がある（本章の中扉参照）。ご承知の方も多いことと思うが、正岡子規を中心とした根岸短歌会の人々が子規の死後、機関誌『馬酔木（あしび）』を出したのだが、『アラヽギ』はそのあとを受けて明治四十一年十月に創刊され、伊藤左千夫、斎藤茂吉、古泉千樫、石原純、島木赤彦らが編集にたずさわったと記されている。

さて、そこでこれらの編集者のうち誰が、どんな考えで表紙に爵の絵を採用したのかは知るよしもないのだが、想像を逞しくすれば、「短歌は何度も繰り返しよく咀嚼して味わって欲しい」との思いが込められているのではないかと、私は考えている。蛇足ながら、「あららぎ」とは「いちいの木」のことで、岐阜県の県木で飛騨地方に多く産し、木目が密で彫刻に適し、飛騨のいちいの一刀彫りとして有名である。また、この木は昔から神官や公卿が手にしている「シャク」を作るのに使用されたので、朝廷から一位の位が贈られたとの言い伝えがある。いずれも「しゃく」に関係があり、面白い因縁で繋がっているものだと感心している。

次に質的によく噛む、つまり正しい噛み方の方だが、これは①感謝の気持ちをもって噛む、②よい歯で噛む、③正しい噛み合わせで噛む、④正しい姿勢で噛む、⑤左右側で平等あるいは

交互に噛む、⑥味わって楽しく噛む、⑦自然に食道に流れ込むまで噛む、の七カ条にかなった噛み方をすることである。

英語では咀嚼することを masticate または chew ということは、皆さんご承知の通りである。この masticate はラテン語の mastico（かみくだく）に由来している。また、手動で物を砕く道具で mastax（マスタックス）という破砕器または咀嚼器がある。地中海の島々、特にキーオス島には潅木でウルシ科のコショウボクが生えているそうだが、この木の幹に傷をつけると黄色の硬い樹脂様の滲出物が得られる。これは mastic（乳香）と呼ばれ、ギリシアではチューインガムのベースとして広く使われていたと記録されている。しかし、チューインガムのルーツは古代メキシコのマヤに見出される。

一九九三年、私たちの大学とメキシコ州立自治大学との間で姉妹校提携が成立し、その調印式に出席のためメキシコのトルーカにある同大学を訪問した時のことである。私は歯学部長のエミリオ＝テロ＝バーカ先生から、次のような話を聞かせていただいた。

マヤ文明は紀元三世紀頃、メキシコの南部ユカタン半島に栄えた文明で、ここにサポディラという高さが二十メートルにもなる大木が多数生えていて、マヤ族はこの木に登り、ナタで樹皮に斜めに傷をつけ、そこからじわじわと滲み出てくる白い樹液を採集して、鍋で煮込んで棒

でかき回しながら水分を蒸発させ、水飴状になったゴムのような弾力性に富む天然チクルをつくった。彼等はこれを噛む習慣をもっていた。やがて、マヤ文明は十世紀頃から次第に衰退していったが、天然チクルを噛む習慣は、マヤ族の末裔であるインディオたちに今も受け継がれているとのことであった。

現在のアメリカ大陸は一四九二年にコロンブスによって発見され、その後大勢の移民がアメリカに渡り、一七七六年に独立したのだが、アメリカ南部のテキサスは当時メキシコの支配下にあった。ところが、一八三五年、テキサスのサン＝アントニオがアメリカの独立運動家たちの手に落ち、そこにあったアラモの砦をトラビスとジム＝ボウイが率いる百八十余名の守備隊が占領した。これを知ったメキシコの大統領サンタ＝アナ将軍は、二千四百人の大軍を率いて、一八三六年二月二十三日に砦を包囲し十二日間の戦闘の後、三月六日に守備隊を全滅させたのである。これが有名なアラモの戦いで、アラモとはスペイン語でポプラのことである。砦の付近にポプラの森があったのでアラモの砦という名がついたそうである。

話が大分回り道をしたが、ロッテ中央研究所の佐藤吉永氏によれば、このメキシコのサンタ＝アナ将軍は、先に述べた天然チクルのゴムのような弾力性と噛み心地のよさと口内を奇麗にする性質に注目して、飴玉位の大きさに切ってメキシコで売り出したところ、スペイン系の移民

の間に急速に広まっていったそうである。サンタ＝アナ将軍の友人にアメリカ人のトーマス＝アダムスという人がいて、彼はこのメキシコの天然チクルをアメリカへ持ち帰り、砂糖を加えて甘い味をつけて一八六九年に売り出した。この時に初めてチューインガムという名前がつけられたのである。

なお、日本に初めてチューインガムが輸入されたのは、一九一六年（大正五）のことだったが、それが日本で普及するのは、一九四五年第二次世界大戦終了後アメリカ兵がガムを噛みながら日本に進駐して来てからのことであった。

考えてみれば、チューインガムとは不思議な食べ物で、噛んで味わい噛み心地を楽しみはするが呑み込まない、つまり食べない食べものなのである。それでいて、噛めば噛むほど唾液分泌を盛んにし、気分をリラックスさせ、脳の血液循環をよくし、眠気を覚まし、記憶力を増大させるなどの効力を発揮する。

しかし、いくらよく噛もうと思っても、食べものの味や匂いが悪いとよく噛むどころかとても食べられない。よく噛むためには食べ物の味や香りが大きな作用を及ぼすのである。そこで次に、この問題を取り上げようと思う。

五　美味しくないと噛めない

我々人類の先祖は、ホモ・エレクタス（起立している人）からホモ・ハビリス（能力のある人）に進化し、現在のホモ・サピエンス（賢い人）に至っていることはご承知の通りである。ところで、サピエンスとはラテン語のサピエンチアから来ているのだが、これはサピオ（味わう）に由来している。それでサピエンチアには味が分る、分別がつく、賢いの意味がある。味が分るとは、あの味とこの味の区別がつく、食べてよいものと悪いものの区別がつく、つまりは分別がある、賢いという意味になったのである。日本語にも、本に書かれている意味をよく考えながら読むことを味わって読む、味読という言葉がある。

さて、食べ物をよく噛んで食べようとしても、それが不味いと噛んでいられなくなり吐き出してしまう。咀嚼運動の実験で、咀嚼の運動だけの影響を調べようと思うと、味も匂いもないパラフィンワックスとかガムベースなどを噛んでもらうが、これが被検者にとっては大変精神的苦痛を伴うもので、その影響が大きいのではないかと心配になるくらいである。病気で味覚がなくなると、砂糖を口に入れても文字通り砂を噛むような感じで、とても喉を通らない。表

面に味付けをしただけの料理は、はじめのうちは美味しく感じるが、そのうちに味がなくなり噛んでいられなくなる。

よく噛んで食べるためには、噛めば噛むほど美味しくなるような料理法と味付けの工夫が必要である。噛めば噛むほど味が出てくる食べものの代表として、昔からよくスルメが挙げられている。スルメの表面には特別の調味料は何も塗っていないし乾燥しているので、はじめは味がないが噛んでいるうちに唾液で軟らかくなり、筋肉細胞の内部からアミノ酸などの旨味物質が滲み出てきて美味しく感じられるようになってくる。それでは一体、いつまでも噛んでいたくなるような美味しい味とはどんな味だろうか。

一般に食べものの味には多くの感覚が関与していて、それらが総合されて脳で味として認識されるのである。多くの感覚とは、味覚（甘味・塩味・酸味・苦味・旨味など）、嗅覚（匂い）、触覚（歯ごたえ・肌合い・硬軟・粗密・粘脆など）、温度感覚（温・冷）、視覚（色・光沢・形など）、聴覚（咀嚼音・環境音など）、内臓感覚（空腹感・口渇感・疲労感など）である。

さらに、これら感覚の種類のほかに感覚の強さも、美味しい不味いの判断に大きく関係している。たとえば味覚でいえば、グルタミン酸ソーダは旨味の代表的物質だが、これを直接舐めても少しも旨いとは感じない。むしろ何ともいえない厭な味がする。唾液に溶けただけでは濃

度が高すぎ、つまり刺激が強過ぎるので忌避的不快感が起きるのである。反対に、嫌な苦味でもビールのホップや蕗の薹の苦味は、弱くてほろ苦い程度であるのでかえって好ましく感じられる。

視覚、聴覚、嗅覚、味覚、触覚などは五感それぞれに特有の感覚（色・音・匂い・味・肌合い）を脳に伝えると共に、それらに伴う快、不快の感情を起こさせる。食物の味については、不快感を伴った時不味いと感じ噛むのを止め、快いと感じた時によく噛んで一層よくその美味しさを味わおうとする。

ちょっと余談になるが、「うまい」と「おいしい」とはどう違うのだろうか。語源辞典によると、「おいしい」とは元々よい、好ましい、見事なという意味の古語イシイに接頭語のオをつけた女言葉で、食べ物が美味な意味に限り用いられていた。元禄年間の『女重宝記』に女の柔らかな言葉としてウマイをイシイと言ったと記されているそうである。次に「うまい」は上代から使われてきた言葉で、「美しい、満足な、上手な、そして美味な」というように味以外にも用いてオイシイより意味が広く、好都合なことにも使われ、今でもうまい話とかうまい事いったというように用いられている。ところが、近頃では好都合な話を「オイシイ話」とか、「あの人にオイシイ所だけ持って行かれた」というように、もともと味だけに用いられていたオイシイ

を、味以外のことにも使用する人が増えてきている。言葉は生き物で、その使われ方や意味は時代と共に変化する面白いものである。

さきに述べたように美味しくも、旨くもない、無味のガムベースのような試料を噛んでいると、自然に「無味を味わう」という老子の言葉が頭に浮かんでくる。

『老子』は『論語』と共に中国の代表的古典とされていて、五千数百字の短いものであるが、論語に比べると読んだ人は少ないと思う。私も文庫本で読んだだけだが、道経と徳経の二編からなり、前者が三十七章、後者が四十四章に分かれている。「味無味」は徳経篇の第六十三章「為無為」（無為を為す）の中に「為無為、事無事、味無味」と出ている。老子に特有の逆説的表現で文字通り解釈すると意味が通らない。

「無為を為す」とは、何もしないように見えて、実は何もかもちゃんとしてあり、「無事を事とし」とは、何事もないように見えて、実はすべての事が備わっている、そうした振る舞い、つまりわざとらしく何かをしたという跡を残さない、これが徳の有る人の行いであるというのが、老子の言わんとする処のようである。それなら「味無味」（無味を味わう）とは、道経篇の十二章に「五味は人の口をたがわしむ」とあるので、食事は淡白なものがよいという意味だろうが、私は無味と思える食物でもよく噛めばよい味が味わえるという意味に理解している。

澱粉には味がないが、これは澱粉が高分子のため水に溶けないので味細胞が反応しないからである。しかし、よく噛んでいると美味しくなってくる。上代には未婚の乙女が米をよく噛んで甕に吐き出して貯め、発酵させて酒を造った。それで、「噛む」という言葉から「醸す」という言葉が生まれたのである。米を噛んでいると、唾液中のプチアリン（唾液アミラーゼ）という酵素の作用により澱粉がデキストリンと麦芽糖に分解する。それで、甘くなり美味しく感じるようになるのである。お米を散々噛まされて、やっと美味しくなってきたところで、甕に吐き出す乙女はさぞ残念だっただろうと同情させられる。

マグロのトロが美味しいのは脂肪が多いからである。しかし、脂肪は水に溶けないから味細胞は反応できない。したがって、澱粉の時と同様に味がないはずなのに、美味しく感じるのは舌の根元にエブナー腺という小唾液腺があって、ここから分泌される粘液中に脂肪を分解する舌リパーゼという酵素が含まれていて、これが非常に親水性が強く、よく噛んでいると速やかに脂肪球に入り脂肪を水溶性のグリセリンと脂肪酸に加水分解してしまうためである。

キャベツ、キュウリ、ニンジンなどの生野菜も食べはじめはあまりよい味はしないが、よく噛んでいると次第に美味しく感じてくる。これは噛んでいると、野菜の細胞が壊れて中からアミノ酸、核酸、有機酸などの「旨味物質」が出てくるからである。旨味物質とは、グルタミン

酸ナトリウム、イノシン酸ナトリウム、グアニル酸ナトリウム、琥珀酸ナトリウムなどである。前にも触れたように、これらの物質はこれ単独では必ずしも快い感じを与えるものではないが、他の味、たとえば塩味、酸味、苦味などと共存すると好ましい味として感じられる。つまり風味増強効果があるのである。この効果は特にグルタミン酸ナトリウムとイノシン酸ナトリウムが共存すると、両者を加算した効果以上に数倍の効果を発揮する。これを相乗効果という。

実は、ヒトの唾液の中にもグルタミン酸ナトリウムが約一・五ｐｐｍほど含まれている。この濃度は食物中のイノシン酸ナトリウムと相乗効果を起こすのに十分の濃度であるから、よく噛むことによって十分唾液が分泌され、旨味の相乗効果が起こって一層美味しく感じられるのである。

唾液といえば、これも無味である。いや、正確にいうと唾液にはいろいろな物質が含まれているので味はあるのだが、常に口の中に存在するので舌がそれに順応してしまって味として感じないのである。しかし、外から口の中に入ってきた物質の味は、鋭敏に感知できるよう工夫されている。元来、唾液は唾液腺で血液からつくられるので、できたての原唾液は血漿と同様の組成で相当濃度が高いものである。怪我をした時、血を舐めると塩辛いと感じた人は大勢おられるはずだ。こんな唾液に舌が順応してしまったのでは食べものの味に鈍感になるので、唾

液腺内でわざわざエネルギーを消費して原唾液から塩分を血管内に再吸収して、塩分その他の濃度の低い唾液にしてから口腔内に分泌しているのである。

また、ヒトの唾液中には〇・一パーセント程度の唾液蛋白質が含まれており、この中の約三パーセントをガスチンという亜鉛を含んだ蛋白質が占めている。このガスチンは味を感じる味細胞を健全に保持するのに必要な蛋白質であると考えられている。この意味からも食べものをよく噛んで多量の唾液を分泌させることはきわめて有益なことである。無味乾燥にみえる文章もよく噛みしめて味わえば、深い意味が理解できて興味が湧いてくるのと同じような感じがする。

日常生活で口にするもので無味のものといえば、水だろう。化学の教科書にも水の性質として、無味無臭と書いてある。しかし、これは純水のことで、自然界には純水は存在しない。そして、実験室で純水を作るのもなかなか難しいものである。次に、この無味無臭といわれている水の味についてお話ししよう。

六　水の味の研究

味の研究は、まず人が食べものや飲みものを舌で味わって研究する。こういう研究方法は、官能検査法とか心理学的研究と呼ばれていて、味の検査員をテイスターと呼んでいる。最もよく知られているテイスターは利き酒をしている人だろう。水道局にも、毎日水道水の味を利き酒ならぬ利き水をしているテイスターがいる。しかし、味の感覚は個人差が大きいので、テイスターには味覚が鋭敏で、しかもさらに訓練を積んだ人でないと採用されない。訓練されたテイスターは、各地の水の微妙な味の違いが区別できるそうである。

では一体、人はどのようにして水の味を感じているのだろうか。一般に味を感じるのは、舌や口の中の粘膜にある味蕾の中の味細胞が味のある物質に反応して、味を伝える味覚神経によって大脳の味覚中枢に味の情報が送られ、そこで味が認知される仕組みになっている。ヒトが水の味をどう感じているかを調べるには、水を口に入れた時に味覚神経を伝わる信号を調べればよいのだが、味覚神経は舌の中を通って喉の奥から頭蓋底に到達し、脳内に入っていくので、ヒトでは味覚神経に到達することは容易ではない。

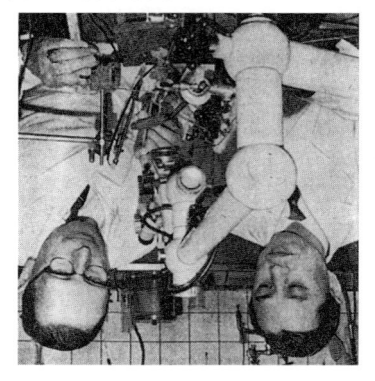

図 4-5　ソッターマン教授（右）と味覚の実験中の著者（左）
（1962年ストックホルムにて）

ヒトではできない実験は、動物で行うのが常道である。実際、研究室ではネズミやイヌ、サルなどの実験動物の顎の下を切り開いて味覚神経（鼓索、舌咽神経など）を分離して、それに銀線の電極を当て神経を伝わってくる信号をキャッチして記録する。また、それを大脳で受信している脳細胞はどんな反応を示すのかを調べる研究では、脳に電極を刺入して脳細胞の電位変化を測定する。普通なら、このような実験は動物でしかできないのだが、幸運にも私はこれと同じような実験をヒトで行う機会に恵まれた。それはもう今から四十年も前の一九六〇年、スウェーデンのソッターマン教授の研究室に留学していた時の話である（図4-5）。

ソッターマン教授は一九三五年、ネコの味覚神

経の信号を初めて記録することに成功した人で、その後いろいろの動物の味覚神経からいろいろな味の応答を記録し研究しているうちに、サル、イヌ、ネコ、ウサギ、ブタなどは水にも大きい応答を示すが、ネズミは応答しないことに気づいた。では、ヒトの味覚神経は水に応答するのかどうかが問題になった。確かにいろいろな水を口にすると、美味しい水と不味い水が区別できる。この水の感覚は、果たして味覚神経によって脳に伝えられているのかどうかを確かめるには、ヒトの味覚神経から水の応答が記録できるかどうかを調べなければならないわけである。

そこで、ソッターマン教授はストックホルムの南病院の耳鼻科医オーランダーやカロリンスカ病院の耳鼻科医ダイアマンらの協力を得て、耳硬化症患者の手術の際に耳の奥の鼓室を通る味覚神経に電極を当てて、患者の舌にいろいろな味溶液をかけた時の応答を記録した。私はこの実験の一部に参加することができたのである。私が手術着を身に纏いマスクをしてソッターマン先生と一緒に手術室に入ると、手術台の上に患者が横たわっていて、全身に覆い布がかけられていて、一部に開けられた円い穴から耳だけが出ており、その上にセットされた手術用顕微鏡の照明燈にひときわ明るく照らし出されていた。その顕微鏡で耳の中を覗きながら、注意深く味覚神経を周囲組織から分離し、そこへ挿入された銀線電極に味覚神経をのせると神経が

発する電気信号がブラウン管の画面に現れてきた。その信号をカメラで記録するのが私の役目である。きわめて貴重なデータであるから失敗は許されない。私は非常な緊張感に震える手で、一所懸命に記録装置のボタンを操作していた。この人の味覚神経は蔗糖溶液、食塩溶液、酢酸溶液、キニーネ溶液などには大きい応答を示したが、蒸留水や水道水には全く反応しないばかりかかえって電気信号は減少した。

ソッターマン教授らはこのような記録を三十二名の患者について実施し、ヒトには蒸留水や水道水に反応する神経は、鼓室を通る味覚神経（鼓索）の中にはないか、あってもきわめて少ないらしいという結果を論文に発表した。

水は物を溶かす性質（溶解性）が非常に高いので、純粋の水を得ることは大変難しい。この実験に使用した水は蒸留水であったが、この中にもいろいろな物質がきわめて微量ではあるが解け込んでいる。蒸留水に反応したイヌやネコの味覚神経は蒸留水中のごく微量の溶解物質に反応したものと考えられる。

蒸留水は飲んでも不味いという感じがする。美味しい水の条件は、味をよくする成分を適量含み、味を悪くする成分を含まないで、温度が体温より二十〜二十五度低い水だそうである。美味しい成分としては水1リットル中にカルシウム、マグネシウム、ナトリウム、カリウムな

どのミネラルが約一〇〇ミリグラム、炭酸ガスが三〜三〇ミリグラム、酸素が五ミリグラム含まれていて、嫌な匂いのするフェノール類、硫化水素、油などの物質を含まないこととされている。

ミネラルは水の硬さに関係し、多いとしつっこく、少ないと頼りない味となる。炭酸ガスが溶けている水は爽やかな味を呈するが、反対に少ないと湯冷ましのような気の抜けた味になる。私が大阪大学歯学部の生理学研究室にいた時、ネズミの舌にビールをかけて舌の神経応答を調べたことがあった。ビールは予想を遥かに越える大きな応答を生じさせたが、栓を抜いて長時間放置しておいた気の抜けたビールでは小さな応答しか示さなかった。ビールの味はかなりの部分が炭酸ガスによるものと考えられる。

水の味の話がいつの間にかビールに変わってしまったので、ついでに酒宴（シンポジウム）の話に脱線しよう。

七　シュンポシオン

シュンポシオンとはギリシア語で「共に飲む」という意味で、皆で一緒にワインを飲む酒宴

のことである。ギリシア人の間では飲食は体の栄養を得るだけでなく、同時に心の糧を得る機会だと考えられていたようだ。なぜなら、シュンポシオンでは会食者の各人がそれぞれの持てる蘊蓄を傾け、とっておきの冒険談や遠い異国の珍しい旅行談などが得意げに話され、教養を高める場でもあったからである。そして談論の合間には、歌や楽器の演奏や舞踏も行われた。呼び名は全く違うが、実体がほとんど同じものに学生がするコンパがある。これは英語のカンパニー（交友、仲間）の略で、学生仲間が集まって飲食を共にしながら議論をしたり、友情を深め合うもので、新入生歓迎コンパとか卒業生追い出しコンパなどが行われている。

古代ギリシアのシュンポシオンは、現代ではシンポジウムと名を変えて、学会における学術討論会の一つの方法として受け継がれている。これはテーマを定めて数名の発表者がそれぞれ各自の意見を発表し合って、その後に発表者と会場の聴衆がお互いに質疑討論するものである。名前は似ているが飲食を伴わない点で大きく異なっている。しかし、学会やシンポジウムでは国内でも外国でも、会の終了後に懇親会が行われるのが慣例となっている。これに関して、私にはちょっと印象深い思い出がある。

それは戦後数年経ったあるシンポジウムでのできごとである。その日は真剣な質疑応答が相次ぎ、だいぶ進行が遅れていた。プログラム最後の討論の時、司会者が予定の終了時間が大幅

に超過して後の懇親会に差し支えるので、という理由で討論を打ち切り閉会しようとした。すると一人の若手の研究者が手を挙げて発言を求め、「我々は研究結果について議論するためにここにいるのに、懇親会の開始時間が過ぎているからという理由で討論を打ち切るのは本末転倒である。このまま続行を提案します」と言ったのである。すかさず、賛同する拍手がパチパチと鳴った。その時、司会者少しも慌てず「元来、シンポジウムとは飲食を共にしながら議論するという意味でありますから、これからが本当のシンポジウムの始まりです。さあ、皆さん懇親会場の方へ移動して下さい」と言ったのである。会場からは前よりずっと大きい拍手が湧き起った。

食事を共にするということは、人間関係を築く上で大変大切なことで、人間形成、人間教育にとってきわめて重要なことである。そこで次に、学校給食と教育の問題を取り上げる。

八　この章のまとめ

咀嚼障害の原因としては、歯原性、顎関節性、咀嚼筋性などがある。これを予防するには、齲蝕や歯周病など歯の疾患を予防、ないしは治療することのほか、咬合を正しく維持すること

が大切である。そのために、①左右両側で平等にあるいは交互に噛むこと、②咀嚼器官を発育させるため正しくよく噛む習慣をつけること、③仰向けに寝るか、うつ伏せ寝の時は頭を左右交代に向けること、④よく噛むためには噛めば噛むほど美味しくなる食事をとること、などが求められる。

また咀嚼器官からの感覚情報が頸髄最上部で中継されて、全身の神経筋系と自律神経系に伝達されるメカニズムについて述べ、併せて咀嚼の語源やチューインガムの由来など咀嚼にまつわるエピソードを紹介した。

第五章　給食と教育

五観の偈《げ》

一つには功の多少を計《はか》り彼《か》の来処《らいしょ》を量《はか》る
二つには己《おのれ》が徳行《とくぎょう》の全欠《ぜんけつ》を忖《はか》って供《く》に応ず
三つには心《しん》を防《ふせ》ぎ過《とが》貪《とん》等《とう》を離るゝを宗《しゅう》とす
四つには正に良薬を事とするは形枯《ぎょうこ》を療《りょう》ぜんが為なり
五つには道業《どうぎょう》を成《じょう》ぜんが為に応《まさ》にこの食《じき》を受くべし

普茶　黄檗山

中扉（前頁）の写真説明

京都府宇治の黄檗山萬福寺を訪れ、普茶（ふちゃ）料理を頂いた折、箸袋に書かれていた五観の偈。なお、普茶とは普く衆に茶を供するという意味である。

現在わが国で行われている集団給食には、病院給食、児童福祉給食、老人福祉給食、事業所給食および学校給食の五つがある。それにはそれぞれに教育的意義と役割があるのだが、ここでは学校給食と教育の関係に限って述べることにしよう。

わが国の学校給食は明治二十二年（一八八九）山形県鶴岡町私立忠愛小学校で、経済的に恵まれない家庭の児童に無料で昼食を支給したのが始まりとされている。その後中断していたが、第二次世界大戦後の食糧難のため学校給食が再開された。それは一九四七年のことであるから、すでに半世紀以上の年月が経過している。したがって、日本人の六歳以上六十歳未満の人は学校給食世代ということになる。その数は約九一〇〇万人と推定され、人口の七二・八パーセントに当たる。六十歳を境として、それ以上の世代とそれ以下の給食世代とでは食物に対する好みや考え方、たとえばパン食や牛乳に対する嗜好、食べものを大切にし感謝する気持ち、食事の作法などがかなり明確に異なっているように思われる。これらの違いがすべて学校給食によるものであるとはいえないが、学校給食が教育上かなり大きい影響を及ぼしている可能性を否定することはできないだろう。

食べるという行為は、以下に述べるような身体的精神的影響を及ぼし得るものであるから、給食を通して適切な指導を行うことは、人間形成の上で大変重要なことであると考えられる。

一　学校給食と教育

明治五年に学制が公布されて以来、昭和初期までの学校給食は貧困な家庭の児童に対して篤志家によって行われたことがあったが、戦時体制になると国民的食糧不足の中で、児童だけは栄養不良にしないようにとの配慮から一部において実施されていた。戦後はますます食糧事情が逼迫してきたため、学校給食への要求が高まり一九四六年文部省、農林省、厚生省の三次官通達「学校給食実施の普及奨励について」が出され、翌一九四七年に米国のララ物資やガリオア・エロア資金による学校給食が本格的にスタートした。その後、学校給食は栄養補給のみならず教育面からもその意義が認識され、一九五四年「学校給食法」が制定された。その時の提案理由には、「学校給食を教育の一環として適正に実施するということは、児童が自らの体験を通して望ましい食習慣を学び取るもので、その意義は大きい」と述べられている。参考までに次にこの法律の主要な条文のみを掲げておく。

［法の目的］
第一条　この法律は、学校給食が児童及び生徒の心身の健全な発達に資し、かつ、国民の食

生活の改善に寄与するものであることにかんがみ、学校給食の実施に関し必要な事項を定め、もって学校給食の普及充実を図ることを目的とする。

［学校給食の目的］

第二条　学校給食については、義務教育諸学校における教育の目的を実現するために、次の各号に掲げる目標の達成に努めなければならない。

一　日常生活における食事について、正しい理解と望ましい習慣を養うこと。

二　学校生活を豊かにし、明るい社交性を養うこと。

三　食生活の合理化、栄養の改善及び健康の増進を図ること。

四　食糧の生産、配分及び消費について、正しい理解に導くこと。

この学校給食法にいうように学校給食が行われるなら、確かに日常生活における食事について、正しい理解と望ましい習慣を養うことができ、学校生活を豊かにし、明るい社交性を養い、食生活の合理化、栄養の改善および健康の増進が図られ、かつ食糧の生産、配分および消費についての正しい理解が得られるであろう。しかし、それには給食をただ身体の栄養補給として与えるのではなく、給食の食材や料理についての栄養学的説明のほかに、子供の年齢に応じて、食べものへの感謝の気持ちや、食文化に関するいろいろな事柄を分りやすく興味深く話してや

ることが必要である。

フランスの思想家ジャン＝ジャック＝ルソー（一七一二〜一七七八）は、四十九歳の時有名な教育小説「エミール」を書いている。この本にはエミールという男の子が赤ん坊の時から成人して、ソフィーという娘と結婚し間もなく父親になるまで、ルソーがエミールをどのように教育したかが書かれている。ルソーの教育論はよく知られている通り、「自然に従い、自然に合わせて、自然をゆがめるな」という自然主義教育が基本をなしている。教育における自然とは何かについて、ルソーは、「我々は生まれながらにして感覚を備えている。そして、生後ずっと我々をとりまく物からさまざまの刺激を受け、その刺激を発する物を求めたり避けたりする。はじめは、感覚が我々に快か不快かによって、次には我々に便か不便かによって、最後に我々の理性が幸福とか完全と判断できる物は求め、できない物は避けるようになる。このような進み方こそが人間発達の自然と呼ぶものである。」と述べている。つまり、自然に従って教育するとは、子供が快、不快で行動している時期にはそれに任せ、善悪などの理性的基準では教育しない。便不便で判断する時期になればそれに従わせ、理性的判断ができるようになれば理性に訴える教育をするということである。

ルソーはこのような教育論を展開した後で、食事について次のように教育すべきであると述

べている。「我々の味覚は単純であればあるほど普遍的である。最もよく嫌われるのは複雑に味付けされた料理である。これに反して、水とかパンが嫌いだという人はいない。これこそ自然が残した足跡であり、我々が従うべき規則である。子供の食べものは普通の単純なものにし、舌は薄味に慣れさせ、偏食にならないようにする。世界中のどこへ行くにも自国の料理人を連れて行かないと、他国ではその国の料理が食べられず飢え死にしてしまうような人間に育ててはならない」。

食べることについて語ることは慎むべきことであると考えられていた、十八世紀のフランスにおいて、ルソーが、「味覚を他の感覚の下に置き、これに耽る性向を最も軽蔑すべきもののように思われているが、私は反対に子供を教育するのに最も適した方法は子供を食によって導くことであると結論する」と言い切っていることは、真に注目すべきことである。

日本ではルソーより五百年も前に、道元禅師（一二〇〇〜一二五三）が『赴粥飯法（ふしゅくはんぽう）』の中で、「もし能く食において等なれば、諸法もまた等なり。諸法等なれば、食においてもまた等なり」と述べている。すなわち、もし、食生活がきちんと整っていれば、他の諸々のことも整っている。諸々のことが整っていれば、食生活もきちんとしているという意味で、この「食等法等」の教えは禅の修業、すなわち仏教の勉強のためには食生活がいかに重

要なものであるかを示している。そして、この教えを忘れぬよう日々反省するために、毎回食事の前に唱える「五観の偈」という五カ条があることは、すでに本書の「はじめに」の中に掲げてあるが、それは次のような意味のものである（本章の中扉参照）。

一、目前の食事に加えられたさまざまの手数を思い、その施主に感謝する。
二、自分の日常の行いがこの食事を受ける価値があるかどうかを反省して頂戴する。
三、謹んで多くを貪らない。
四、この食べ物は飢えと渇きを癒す良薬であることを思う。
五、これは道を修めるための食物であると認識する。

以上の五つである。

このように東洋でも西洋でも、古くから食と教育の関係に注目した人がおり、いろいろな教育論が提出されている。これら先人の業績に学びながら、現代の食と教育論について考えていきたいと思う。

食べたり食べなかったり、食事の時間が不定であるとか、不規則な食生活や、栄養のバランスがとれていない食事をしていると、カルシウム不足、ビタミン不足、興奮性あるいは抑制性神経伝達物質の過不足が起こり、精神状態が興奮気味あるいは抑制気味となり、精神不安定と

なり日常生活が乱れる基になる。学校が用意した給食であれ、家庭で作られた弁当であれ、以上の点に配慮された食事を学校で大勢の友達と一緒に食べながら、食べもののありがたさに感謝し、食事のマナーと規則正しい生活習慣を身につけ、心身共に健康な人間になることは素晴らしいことである。

学校給食では子供たち一人ひとりの食べものに対する嗜好の違い、つまり好き嫌いがよく問題にされる。嗜好はほとんどが生後の学習経験によって形成されたもので、一つの発達現象である。したがって、子供がある食品を嫌って食べない場合、未だ食べられるまでに発達していないというように考えて、食べられるように学習させる方法を見つけてあげる工夫が必要である。食品に対する嗜好はその味が重要な要素をなしているが、味覚以外にも口当たり、歯ざわり、匂い、色、形、過去の食体験、その食品に関する先入観など、いろいろな要素が関係しているのでこれらについて広く経験学習させる必要がある。食品に対して好き嫌いがあるのはごく当たり前のことだが、それが極端に強くなり食べられる食品が限定される場合には、いわゆる偏食となる。これは嗜好発達の未熟あるいは発達障害と考えられる。したがって、この矯正には学習により偏食の害を理解認識させ、向上心、競争心を起こさせて自主的に努力させることが必要である。

小学生の登校拒否のなかには給食嫌いが原因の子がいる。給食のメニューや味付けが嫌いという子もいるが、多くの場合は皆んなと一緒に食べることに圧迫感や不安感を抱き、あるいは食べ残しや食べるのが遅いことに引け目を感じるのが原因をなしていることが多いようである。このような場合、無理に登校させたり、給食を食べるようにしむけるのではなく、事情や不安を十分理解して時間をかけて改善するように、母子および先生と子供が一緒になって取り組む姿勢が大切である。

このような食品の嗜好事情は、教育における授業科目の好き嫌いとよく似ているところがあり、授業科目それ自体が嫌いあるいは性格に合わないという例はむしろ稀で、多くの場合は授業の雰囲気とか進め方とか教員の言動や教え方が、その生徒、学生の性格と合わないことに起因していることが多いといわれている。であるから、嫌いな科目を好きにさせる方法も食べ物の偏食を治す要領で、決して授業科目そのものが悪いのではなく、その周辺の付属物の問題であることに気づいて、それを無視して授業の本質に目をむけることに注意を集中するよう工夫するとよいと思われる。

授業科目の好き嫌いは、これが発展すると勉学意欲の喪失に至ることがある。次にこの問題に触れてみたいと思う。

二　食欲不振者と勉学意欲喪失者

食欲のない人にどうして食事をとらせるか、これは医学的にもなかなか厄介な問題であるが、いま教育界ではこれに似た問題で悩んでいる。知識が不足しているのに勉強する気のない学生が学校に入ってくるからである。ちょうど栄養不良の食欲不振患者を迎えた病院のようなものである。このような場合、医師は患者を問診し、消化器系の検査をし、身体的異常がなければ精神科のテストや検査を行って、精神的に問題がないかどうかを診断する。このようにして食欲不振の原因を発見して、治療に取りかかるわけである。

食欲不振の原因は、器質的食欲不振と精神的食欲不振に分けられる。器質的なものには胃癌などの消化器系の疾患に伴うもの、結核、肝炎など消化器以外の疾患に伴うもの、および中毒性疾患に伴うものの三種類がある。精神的なものには不安、恐怖、苦痛、悩みなど精神的ストレス、精神神経症、あるいは神経性食欲不振症や心因性食欲不振症などがある。

神経性食欲不振症とは、強い痩身願望があり、痩せるためにほとんど食べず標準体重の二〇パーセント以上痩せていて、女性の場合には無月経になっているが精神病ではないものである。

このような精神的食欲不振患者の治療法は、第一に痩せ過ぎが危険であることを理解させ、食べるための動機づけを行うことである。次に点滴静脈注射や胃内注入などの方法で強制的栄養補給が行われ、また食欲増進剤などの薬物療法が併用されることもある。しかし精神的要素が大きい場合には心身医学的治療が必要となる。

一方、心因性食欲不振症とは、生後六カ月から三年にみられる症状で、この子供は特に具合の悪いところはなく、太ってはいないが痩せてもいない、また精神的にも正常であるにもかかわらず食欲がないというものである。この原因は母親や家庭など育児環境にあり、特に母親が育児に自信がなく不安で、子供に食事をさせることに固執し、遊びや悪戯をしていると直ちに中止させるなど神経質に育てられた場合にみられるものである。

このような各種の食欲不振の症状、病因、治療法に関する所見は、勉学意欲喪失の原因や対策を考える上で大変参考になる。しかし教育界、特に大学では、高等教育は義務教育ではないのだから勉強する気のない者を教える義務はない、ほっておけばよいという意見と、なんとかして興味を引くように教え方を工夫してきちんと教育すべきだという意見の二つに分かれている。前者の意見は正論のように聞こえるが、ほっておくと食欲不振が嵩じ拒食症になるように、勉学意欲喪失が嵩じると不登校者となり、教壇からは手の届かない存在となって、やがて退学

してしまうことになる。

ここで教育とは何かを考えてみると、漢字では「教え育てる」という意味のようだが、試みに「教」という字の語源を調べると、右側の「攵」は手に棒を持っている形を表現し「子供を鞭で打って習わせること」と書いてある。

一方、英語では「Education」というが、この語源はラテン語の「educo」に由来し「引き出す」という意味がある。また、ドイツ語では「Erziehung」で、これはまさに「引き出す」という意味である。教育とは教えるのではなく、よい所を引き出すことだとすれば、教育に対する考え方や方法が自然に明白になってくる。すなわち、学生の内部に潜んでいる能力を引き出すようにすることである。ついでに、大学の先生を日本では「教授」と呼び、「教え授ける人」ということになっているが、これも英語やドイツ語では「Professor」といい、その意味はProfess（公言）する人、つまり自分が研究した結果を自信をもって世間に公表できる人という意味であって、教え授けるという意味はどこにもない。

だいぶ脱線したが、本題の勉学意欲喪失者をどうするかという問題に戻ると、前述の食欲不振者の場合と同様に、まず原因を探り出して対策を講じるべきであろう。この原因としては、身体的と精神的の二つに大別される。身体的原因には偏頭痛などの慢性頭痛、副鼻腔炎などの

鼻の疾患、口呼吸、虫歯、不適切な眼鏡、などが挙げられる。このような場合には、当然治療すればよいので簡単だが、精神的原因の場合は厄介なことが多い。

食べものに好き嫌いがあり、嫌いなものには食欲がわかないように、勉学意欲のない者の大部分は勉強が嫌いな者である。嫌いなものに意欲がわかないのは当然であろう。

ではなぜ好き嫌いができるかといえば、一般に快感を起こさせるものは好きであり、反対に不快感を起こさせるものは嫌いである。だから、勉強することに快感あるいは喜びを感じるようにすれば勉学意欲がわいてくるはずである。それには「外発的動機づけ」と「内発的動機づけ」の二種類がある。外発的動機とは褒められたいとか、叱られたくないとかの理由で勉強する場合で、本来の目的以外のものからくる動機づけのことである。これに対して、内発的動機とは知識欲や探求心から勉強する場合で、本来の目的そのものが動機となっている場合である。

外発的動機づけでは、賞や罰を提示する、学習結果を公表する、競争させる、などの方法がとられている。内発的動機づけでは、説明、説得、成功体験などが挙げられる。この場合、食べものを例に挙げると分りやすいと思う。たとえば、「食べず嫌いでは話にならぬ、とにかく食べてみよ」とか、「ビールは誰でも最初は苦くて不味い、しかし飲んでいるうちに気分がよくなることが分ってくると好きになる」などの話がよく例として使われる。同じ食材でも調理法が

拙いとその料理を嫌いにしてしまうように、教育でも話し方が悪いとその教科を嫌いにしてしまう。

よい香り、新鮮な色、見事な盛り付け、そして珍しい食材には思わず食欲をそそられるように、同じ事柄を話すにもこれはなぜかと疑問形で話すと好奇心をかき立てることができるだろう。しかし、講義に出ない学生や学校にも来ない学生にはこんな声も届かないので、呼び出したり出かけて行って話しを聞いてみると、アルバイトで忙しいとか、趣味にはまり込んでいる者もいるが、何もしないで寝ている者がかなり多いのに驚かされる。そういう学生に将来の夢を聞いてもそんなものは何もないと答えるし、いま何がしたいかと聞いても何もしたいものはないという。こういう学生には勉学適性テストを実施し、適性に応じた教育、すなわち「能力引出し」を行う。しかし、それには意欲が重要な鍵を握っており、これはメンタルヘルスの問題である。

三　咀嚼とメンタルヘルス

健康を考える場合、身体的健康と共に精神的健康も考えなければ片手落ちである。精神的健

康を護ることを以前は精神衛生と呼んでいたが、この呼び名では精神病の予防や精神病患者の取り扱い方に主眼を置いているように思われる可能性があるので、従来の精神病対策とは違って、最近では心の病気を予防し、心を健康な状態に維持し、向上させることを目的としているという意味でメンタルヘルスと呼んでいる。

今日、メンタルヘルスとは精神の健康を維持しこれをより向上させていくための理論と実践の総体を意味し、従来からの精神衛生を含む心の障害者への支援を行う支持的精神保健と、心の健康増進をはかる積極的精神保健と、ボランティア養成などを通じて地域ぐるみで行う総合的精神保健の三つがある。

このようにメンタルヘルスは精神医学、心理学、社会学、社会福祉学などと一体となって、子供の発達、思春期問題、更年期や初老期の精神的危機、老年期の生き甲斐問題などライフサイクルと家庭や地域、学校、職場など生活の場における精神の健康維持と増進を実践するものである。このような広範な活動分野をもつメンタルヘルスの一翼を担うものとして、咀嚼との関係を考えてみたいと思う。

私たちは一九九〇年代に大阪大学人間科学部行動生理学教室と共同して、噛むことがメンタルヘルスにどう影響するかを調べた。この調査では、マチュウス、ジョンズ、チャンバーレイ

ンによって開発された自己報告式気分チェックリストを用いて、チューインガムを噛んだ時の覚醒度と快感度を測定した。

覚醒という精神状態には、活動性覚醒と緊張性覚醒というお互いに独立した二種類の因子がある。前者は日常の睡眠—覚醒のサイクルや全身的活動性に関係しているもので、後者は現実的あるいは仮想的危険性といった緊急事態への予防的反応と考えられている。簡単にいうと、活動性覚醒は十分睡眠をとった後の爽やかな目覚めで活力に満ちた覚醒である。他方、緊張性覚醒は眠る時間なのに危険や心配で眼が覚めている状態である。

この二種類の覚醒度と快感度を測定するために、**表5-1**に掲げたような項目について、「非常によく当てはまる」から「まったく当てはまらない」まで四段階評価で自己報告させ採点した。検査の対象は某大学の教養部で心理学の講義を受講中の学生五十四名（男子三十名、女子二十四名）で、結果は**表5-1**の通りであった。この表から、ガムを噛んでいる時の方がそうでない時よりも「疲れが感じられず（エネルギー覚醒）、神経質でなく、不安が少なく（緊張覚醒度が低い）、幸福であり、愉快で、満足で、残念さが少ない（快感度が高い）」ということが分り、噛むことは精神的ストレスの解消に役立つといえそうである。では、噛むことがなぜ精神的ストレスの解消に役立つのだろうか。

表 5-1　自己報告式気分チェックリストによるガム咀嚼群と対照群のスコア

	GUM	CONTROL	t値
エネルギー覚醒　Energetic Arousal			
活力に満ちている　Energetic	2.17	2.12	0.57
機敏である　Alert	1.93	1.89	0.36
快活である　Vigorous	2.32	2.19	1.15
積極的である　Active	2.25	2.08	1.83!
消極的である　Passive	2.28	2.47	1.93!
おっくうな気分である　Sluggish	2.47	2.62	1.34
意欲のない気分である　Unenterprising	2.41	2.49	0.59*
疲れている　Tired	2.73	3.02	2.66*
緊張覚醒　Tense Arousal			
神経質になっている　Nervous	1.71	1.95	2.28*
緊張している　Tense	1.58	1.65	1.0
不安定な気分である　Jittery	1.95	2.10	1.47
不安である　Anxious	1.75	2.00	2.60*
くつろいでいる　Relaxed	2.91	2.71	1.84!
落ち着いている　Composed	2.76	2.73	0.32
安らかな気分である　Restful	2.62	2.47	1.47
穏やかな気分である　Calm	2.82	2.71	1.06
快感度　Hedonic Tone			
幸福な気分である　Happy	2.49	2.32	2.13*
愉快である　Cheerful	2.32	2.06	3.07**
満ち足りている　Satisfied	2.41	2.23	1.64
満足している　Contented	2.50	2.15	3.21**
不満である　Dissatisfied	2.19	2.43	1.86!
残念である　Sory	1.43	1.73	2.35*
気分がふさいでいる　Depressed	2.06	2.12	0.59
悲しい気分である　Sad	1.56	1.67	1.09

(投石保宏，佐藤喜志夫，船越正也：日本咀嚼学会雑誌 3，p. 24，1993 より)(33)

心は常に高揚状態と抑圧状態の間で揺れ動いているもので、両者の中間でバランスがとれた状態が心の安定した健康な状態であるといえる。この心の動揺に知性はほとんど関係せず、もしあったとしても、その程度はごく僅かであるか、よほど修行を積んだ人であるとされている。それでは心を動揺させるものは何かというと、それは脳ホルモンをはじめとする各種の脳内化学物質で、アルコール、ニコチン、カフェイン、モルヒネなどは心を操る特殊な物質としてよく知られているが、日常脳内で主要な役割を演じているものは、ドーパミン、ノルアドレナリン、アドレナリンやセロトニン、メラトニン、エンドルヒン、などである。たとえば、脳内ドーパミンの分泌が過剰になると、心は高揚し躁状態になり、逆にセロトニンやメラトニンの過剰では鬱状態になる。

人は精神的ストレスを受けると、不安、恐怖、焦燥、あるいは不快、不眠などの症状が現れ、攻撃的になることもある。これはストレスにより脳内、特に前頭部にドーパミン、ノルアドレナリン、アドレナリンが過剰に分泌されるからである。こんな時に、食事をしてよく咀嚼すると、コレチストキニン（CCK―8）が脳内に増加するが、これにはドーパミンの作用を抑制する働きがあり、このため不安、焦燥、恐怖などのストレス症状が鎮静化する。しかし、あまり食事に頼っていると過食になり肥満体になる（図5‐1）。

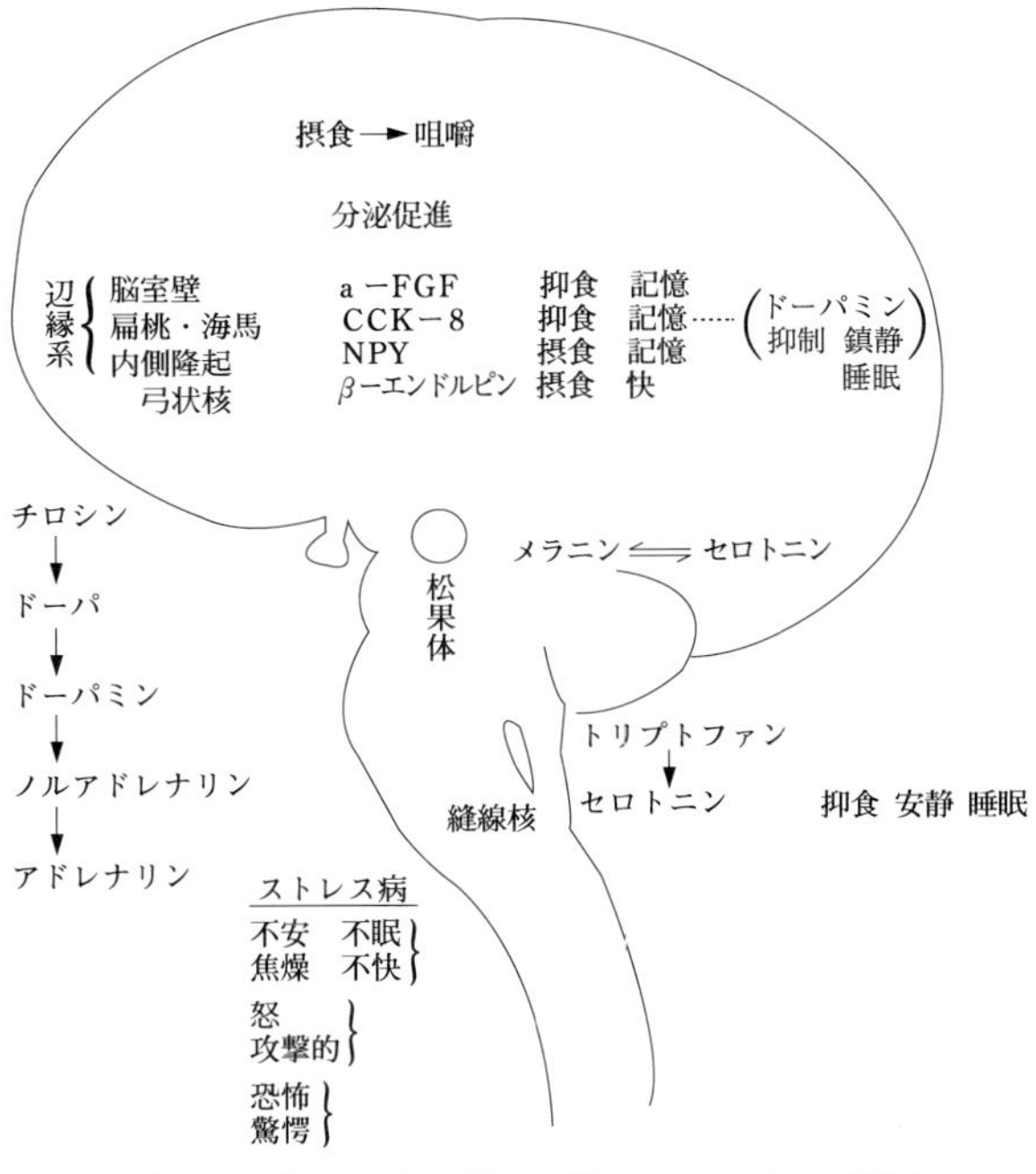

図 5-1　摂食・咀嚼時の脳内ホルモンの作用

精神的素因があって、それに精神的ショックが加わったり、ストレスや種々の欲求不満がスポーツや趣味などの健全な方向に転換できなかった場合には、異常行動を示すようになるのだが、このときしばしば食行動に異常が現れ、拒食、過食、嘔吐などが繰り返し起こり長期間継続することがある。これらの現象も食行動とメンタルヘルスの関係の深さを示しているよい例である。

スマートな体型になりたくてダイエットしていると、当然の結果として蛋白質が不足してくる。そうすると蛋白質中のアミノ酸の一種であるトリプトファンが減少し、これから作られるセロトニンが減少する。セロトニンには摂食抑制作用があるので、これが減少すると抑制が効かなくなり、かえって過食となって肥満する結果となる。

ストレスと並んで、痴呆の防止はメンタルヘルスを維持するうえできわめて重要な課題である。日本人の痴呆は約六〇パーセントが脳血管のあちこちに血栓ができる多発性梗塞性痴呆であり、約三〇パーセントがアルツハイマー性痴呆、残り一〇パーセントはパーキンソン氏病等であると報告されている。脳血管の多発性梗塞の原因は動脈硬化と高血圧であるから、高脂血症や肥満を予防し脳の血液循環を促進することが大切で、これには繊維性の低カロリー食をよく噛んで食事することが役立つ。

数年前から学生食堂で理解しがたい光景を目にするようになった。それはさほど込んでいないのに、テーブルにつかないで待っている学生が大勢いる光景である。注意して食堂内を見渡すと、四人掛けのテーブルに空席はあるのだが、誰も座っていないテーブルは一つもない。つまり、空席に座れば先客と相席になる状況なのである。近頃の学生は同じ大学の者同志でも、あるいはクラスメートでも相席で食事をするのは嫌なようである。知らない人と相席するより

は、じっと立って待っている方がましだと考えているのだろう。家族かまたは全くの他人となら食事ができるが、同じ学校や職場の人などある程度知っている人と食事ができない。こんな人が増えていて専門家の間では「会食恐怖症」とか「会食不能症」と呼ばれている。これは対人恐怖症の一種で、食行動の異常であるばかりか会食の機会をさけるためその他の一般的行動が制約され人間関係まで壊れてしまうもので、十代、二十代の男性に多いのが特徴とされている。

このような会食恐怖症が増加している原因として、家庭での食習慣の変化が指摘されている。すなわち、家族の生活習慣が個別化し食事時間がばらばらになったため、子供時代に家族一緒に食事をする習慣がなくなり、一人で食べる孤食を余儀なくされて育った家庭環境に問題があるといわれているのである。

会食恐怖症は思春期や青年期を過ぎると自然に治ることが多いのだが、それまでの間の新人歓迎会や営業活動での会食ができないと、その悩みは深刻なものがある。この治療法としては心療内科などの専門医による「系統的脱感作法」がある。これは行動療法の一種で、いろいろ質問するなかでその人が抱いている不安や恐怖の場面を聞き出して、それを強い順に並べたうえで一番弱いものから順に克服していく方法である。たとえば親や兄弟との会食が一番不安が

弱ければ、それをイメージして不安がなくなるまで何度も繰り返しイメージする。不安がなくなると、次に不安が弱い者との会食のイメージへと進んで行く。このようにして、最も不安の強いものにも不安を感じなくなるように訓練していくのである。この方法と平行して、自律訓練法や精神安定剤、カウンセリングなどを併用することもある。

以上は食事に関するメンタルヘルスの話であったが、逆に食事のとり方がメンタルヘルスに及ぼす効果を次に見てみよう。

四　朝食と学業成績

昔の人の出世物語や成功談には、よく寝食を忘れて勉強したとか、芸の修行に励んで立派な人になったという文章にお目にかかることがあるが、果たして本当に寝食を忘れて勉強して効果があがるものだろうか。寝食を忘れるとは、少なくとも寝食をとらないという意味ではなく、勉学や芸事に熱中していて気がつくと食事時間が過ぎていたとか、いつの間にか夜が明けていたということだろう。物事に熱中するのは結構なことだが、いつもいつも寝食を忘れていると、体調を崩してしまってかえって逆効果となる。

我々の体の働きにはいろいろな周期のリズムがあって、脳も昼夜のリズムと一日三回の食事のリズムに合わせて活動している。昼夜のリズムには二通りあって、一つは朝に強い朝型、もう一つは夜に頭が冴える夜型である。

学校や会社は昼間社会であるから朝型人間の方が有利である。夜型の人が朝方に切り替えるには、朝食をきちんと十分に食べることである。これは朝食をとることによって、早く体温を上昇させ、代謝を盛んにして、脳へエネルギー源のブドウ糖を供給できるからである。朝は時間がないとか、痩せるためとかいって朝食を抜いて登校したり出勤するのはやめた方がいいのである。

アメリカのアイオワ大学での調査によると、男子生徒を朝食を食べるグループと食べないグループに分けて学業成績や授業態度を比較すると、朝食を食べたグループの方が優れていたとの報告がある。

わが国でも一九七八年と七九年の二年間にわたって香川康雄教授が、全寮制の自治医科大学の学生について朝食をとっている者五十九名ととっていない者一四九名の学業成績を比較した結果、朝食をとっている者の平均点が約三点とわずかながら上回っていたと報告されている。

さらに、アメリカやジャマイカでは朝食の重要性が認識され、小学校で全校生徒に朝食を食

べさせる「学校朝食」を実施して、学業成績と授業態度を向上させている学校があるそうである。

食事のとり方によって学業成績に違いが現れたのはなぜだろうか。第一に考えられるのは、エネルギーの補給である。脳は絶えず働いていて、体が休んでいる時も寝ている時も絶えずエネルギーを消費している。しかも、脳はエネルギー源としてブドウ糖しか使わない。その消費量は成人で一日一二〇グラムと計算されている。これは一時間当たり五グラムの消費である。一方、全血液中に含まれているブドウ糖の量は四～五グラムであるから、ちょうど脳だけで血液中のブドウ糖は一時間で消費されてしまう。もちろん、脳以外の臓器もブドウ糖を消費するし、血液以外の体液中にもブドウ糖は含まれている。さらに、肝臓や筋肉中に含まれているグリコーゲンを分解するとブドウ糖になるが、消費した分はその日のうちに補給しておく必要がある。結局、脳の分も含めて一日最低一八〇グラムのブドウ糖を補給しておかねばならないのだが、一回の食事で肝臓に貯蔵できるグリコーゲンの量は六〇グラムであるから、一日三回の食事が必要となる。夕食を午後七時にとった人が翌朝七時に起きたとすると、この十二時間に脳は六〇グラムのブドウ糖を消費しており、さっそく補給しなければならない状態になっているのである。朝食を抜いてはならない理由がここにある。血液中のブドウ糖、いわゆる血糖値

は食後には一三〇ミリグラム／デシリットルくらいまで上昇し、空腹時では八〇ミリグラム／デシリットルくらいに下降しているから、平均すると一〇〇ミリグラム／デシリットルくらいが標準である。

第二の理由としてホルモンの分泌が挙げられる。食事をすると胃液や腸液などの消化液が分泌されるが、この他に消化液や胃腸の運動を促進させる働きのある消化管ホルモンや脳の働きを調節する脳ホルモンも分泌される。

たとえば、食事をするとインシュリンというホルモンが膵臓から分泌されるが、このホルモンは血液中のブドウ糖を各種の細胞内に取り込ませる働きをしている。そして、毎日規則正しい食事をしていると、その時間帯になればインシュリンを分泌する準備が行われ、そこへ食事が時間通り行われるとインスリンが順調に分泌され栄養効率が高くなる。ところが、食事が不規則だとインシュリンの分泌が悪く栄養効率が低下するのである。だから食事は規則正しくとった方が有利である。

食事をすると、インシュリンのような消化管ホルモンのほかに脳内に各種の脳ホルモンも分泌される。この中のa-FGF（酸性線維芽細胞成長因子）というホルモンは、摂食咀嚼により急速に脳内に増加し、満腹中枢に働いて満腹感を起こし食べ過ぎを防ぐと共に、記憶中枢にも

作用して学習記憶をよくする働きがある。そこで、ラットを使って餌を与える直前、食餌中、食後の脳脊髄液中のa-FGFを測定すると食餌前は一ミリリットル当たり三ピコグラムであったものが食餌中は一〇〇〇ピコグラムに増加し、食餌後三十分で六五〇ピコグラムに、そして二時間後でも三〇〇ピコグラムであったが、三時間後には食餌前の三ピコグラムに戻った。それで、食餌と学習効果との関係を調べるために条件回避学習を食餌後三十分と五時間後（空腹時）に行わせて比較すると、食餌三十分後の方が学習効果が早く現れた。

以上の結果から食事と学習効果との関係をまとめると、成長期にある若年者は、

①朝食は抜かずに毎日必ず食べること。
②食事は一日三回規則正しくよく噛んで食べること。
③糖分の補給を忘れないこと。
④よく噛むだけでは成績は向上しないが、よく噛んだうえで勉強すれば学習効果がより向上する。

ということである。

逆に朝食を抜くと、

①教室に入っても体温が上がらず、勉強意欲が湧かない。

②血糖値が十分上がらず、脳細胞のエネルギーが不足し集中力に欠ける。
③夕食の比重が大きくなり、睡眠中に脂肪が蓄積され、肥満から生活習慣病になりやすい。
④排便のリズムが狂い、便秘がちになる。
⑤自律神経失調、情緒不安定になりやすい。

などの弊害がある。

しかし、以上の話は一般の人についての一般論であって、決してすべての人に強要するものではない。なぜなら、人はそれぞれ生活条件や生活のサイクル、リズムが違うからである。早起きで早朝運動やひと仕事している人、朝寝坊で起きたらすぐ出かける人、頭を使う職業の人、体を使う職業の人、若い人、年取った人などいろいろである。

曹洞宗大本山永平寺で修行を積まれた小倉玄照氏は、「禅と食」という本の中で

「私は二十年近くも朝食をとらないことを原則にした生活をずっと続けているのだけれど、そのことが私のからだを不健康にするなどという危機感はついぞ抱いたことがない」

と述べておられる。このほかにも、健康維持のため朝食抜きの一日二食主義を実行しておられる人は多い。

私は起床後、一時間ほどウォーキングとラジオ体操をして、しっかり朝食をとってから仕事

に出かける方が調子がいいのでこれを続けている。

五　メニューとカリキュラム

食糧は体を養う糧であり、教育は心を育てる糧である。身体を養う食品には、糖質、蛋白質、脂肪、の三大栄養素が不可欠であり、このほかにビタミンとミネラルが必要で、しかもこれらの栄養素がバランスよく配分されていなければならないということは、栄養学の基本常識で周知の事実である。心の糧である教育についても同様のことがいわれていて、知育、徳育、体育の三者に加えて情操教育の四者がバランスよく組み合わされた教育が理想的教育とされている。しかし、日本における戦後の教育には徳育に欠けるところがあり、このためか栄養失調者ならぬ常識失調者の増加が問題となり、今改めて「心の教育」が叫ばれている。なお、最も重視してきたはずの知育そのものにも学力低下が指摘され、「分数や小数のできない大学生」が増加しているとか、創造性や問題解決力に乏しいなどの欠点が指摘されて、教育改革が盛んに行われている。

教育改革というと、決まってカリキュラム改正が取り上げられてきた。そして、カリキュラ

ム改正委員会が開かれると、各委員からいろいろな改正案が提出されて、これも重要、これも大事ということでカリキュラムの内容はどんどん膨らんで過大なものになってしまうことが多く、その結果このカリキュラムで教育された学生は知的消化不良を起こしてしまう。すると今度は、コアカリキュラムとかインテグレイト・カリキュラムということで、組み合わせを変えたり並べ方を変えたりしてみるのだが、効果はあまり変わらないようである。

カリキュラムとは教育課程のことで、どの学年で、どの教科を、どれだけ教えるかという計画表である。これは食事でいえば、いつ、何を、どれだけ食べさせるかというメニューに似ている。メニューでは、総カロリーが過不足なく適量で、栄養が偏らないように、糖質、蛋白質、脂肪の三大栄養素とビタミン、ミネラルがバランスよく配合されているように工夫されている。カロリー・オーバーでは肥満になるし、栄養が足りないと栄養失調になることは明らかである。栄養学では、人にとって何が必須アミノ酸で、何が選択自由のアミノ酸かは明確に分っている。しかし、教育学では必修科目と選択科目の区別はかなり恣意的で、選択科目は多いほどよく、しかも選択は学生に自由に選ばせるのが理想であるとされている。もし、食事を好きなものだけとらせたら、栄養が偏ったり、肥満体になったり、生活習慣病になってしまう可能性が大きいことは経験的によく知られている事実である。この点を考慮してカリキュラム編成に当たっ

てはいろいろな工夫がなされており、まさに料理のメニューのように①定食方式、②中華料理方式、③カフェテリア方式、④出前方式、などが提出されている。

「定食方式」は、教師側で作られた一連の授業科目を決められた時間割に従って受講する方式で、学生側に選択の余地はほとんどない。しかし、科目の配分はバランスよく系統的に作られている。

「中華料理方式」は、いくつかの同系の科目群が大皿の中の料理のように用意されていて、学生は各群の中から好きな科目を選択して受講する方式である。これは必ずすべての大皿から選ぶので栄養素は比較的バランスよく、しかも好みの科目が勉強できるという利点がある。

「カフェテリア方式」は、学校側が用意したすべての科目の中から、学生が自由に好きな科目を選択して受講する方式である。自由度は最も大きいのだが、それだけ偏るおそれがある。

最後の「出前方式」は、学生が教室に来るのではなく、講師が学生のところへ出かけて行って授業する方式である。学生が属している学校以外の学校や社会人の講師から全く違った授業が受けられるのが特徴である。

さらに最近では、コンピュータを使ってインターネット上で、どこからでもボタン一つで好みの科目が受講できる遠隔授業が普及しつつある。

いずれの方式を採用するにしても、それぞれ一長一短があるのでよく注意して知的消化不良や知的肥満、知的栄養失調にならないようにしなければならないと思う。それには、基礎科目や専門科目は定食方式のカリキュラムを、教養科目は中華料理方式のカリキュラムを、そして大学院はカフェテリア方式のカリキュラムとするのがよいのではないだろうか。

六　この章のまとめ

わが国の学校給食は、明治時代に貧しい児童の救済の目的で始められたが、第二次世界大戦後は国中が食糧難となり、学童を栄養失調から守るために行われてきた。やがて、食糧も豊富になると学校給食の教育的価値が認識され、今では教育の一環として給食が実施されていることに注目した。

給食では全員が同じ食事をするので、好き嫌いや偏食の子供が問題になる。この章では、好き嫌いの原因を突き止め偏食をなくす方法や食欲不振者の治療法を教育に応用した、勉学意欲喪失者の指導法について述べ、朝食をきちんととることが学業成績に関係すること、およびメニューとカリキュラムの対比から望ましいカリキュラムとして、定食方式、中華料理方式、カ

フェテリア方式などを、発育段階に応じて採用することを提案した。

第六章　栄養と教育

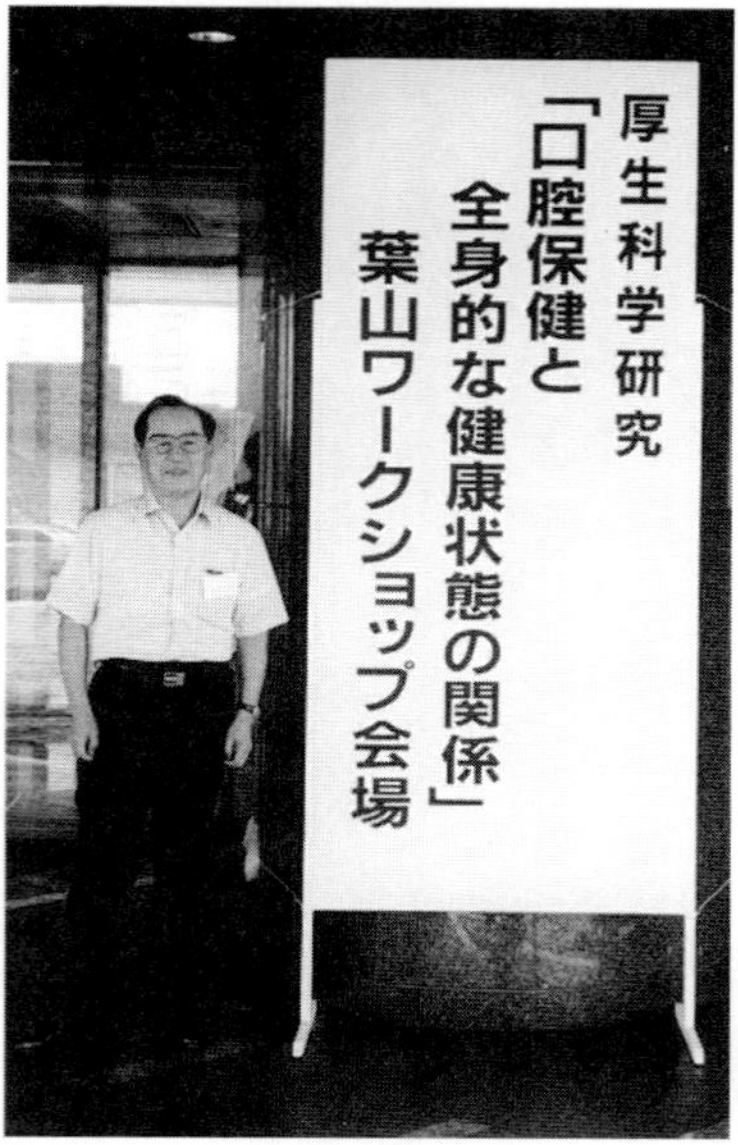
厚生科学研究
「口腔保健と
全身的な健康状態の関係」
葉山ワークショップ会場

中扉（前頁）の写真説明

「伝承から科学」をテーマに、葉山の湘南国際村センターで聞催された葉山ワークショップに参加の著者。（一九九九年七月十日撮影）

教育は精神あるいは心の問題であるが、心は脳の営みであるとすれば脳を生物学的、栄養学的、医学的に健全な状態に保ち、機能的に最良の状態に保つことは教育的にもきわめて重要な問題である。健全なる精神は健全なる身体に宿るというが、この表現は身体障害者のことを配慮しておらず間違っている。健全なる精神は健全なる脳に宿るというべきであろう。

このような観点から、この章では脳の栄養と教育の関係について考えてみることにする。

一　献立と教育

「今日の夕食の献立は何にしようかな」と考える場合、お肉か、お魚か、お野菜かと考えたり、和洋中華の何風にしようかなと迷ったりはするだろうが、硬いものにしようか、それとも軟らかいものにしようかとは考えないと思うし、また栄養のバランスは考えるが、硬軟の取り合わせはあまり考えないであろう。

ところが永平寺の小倉玄照禅師の著書『禅と食』によると、禅宗の精進料理には古くから硬さ軟らかさによる区別があり、硬食を去陀尼食（きゃだにじき）、軟食を蒲者尼食（ほじゃにじき）、普通食を似食（じじき）といって三種に分け、これらをゆっくり時間をかけてよく噛んで感謝しながら食べるのが作法にかなった食事の仕方であると書かれている。ついでにいうと、ご馳走の「馳走」とはお客をもてなすために、あっちこっちと「駆け回り走り回って食事の材料を集めること」に由来しているので、この気持ちを失わないことが大切であると思う。

料理するとは、食材を口に入れて食べられるように手を加えて調えることだが、咀嚼もまた食べものを食べられるように細かくして食塊に整えることである。したがって、料理は口の外

で行う咀嚼であり、咀嚼は口の中で行う料理であるといえるのである。特に日本料理は、ご飯とお菜を一緒に口の中に入れて、舌の上で調理をしながら食べているのでこの表現はますますよく当てはまる。

胎児の脳と母親の栄養　人間の身体は毎日の食事によって養われており、脳も身体の一部であるから、脳の成長、発育、活動は当然毎日の食材の影響を受けているわけである。その影響を最も大きく受けるのは胎児の脳であるが、この場合はもちろん母親が口にした料理や飲みものが臍の緒の血管を通して胎児の脳に影響を与えるので、母親は栄養不足にならないよう、特に蛋白質、カルシウム、亜鉛、ヨウ素、ビタミンに注意する必要がある。

胎児の脳は妊娠七カ月から生後数週間までは発育が著しく、それだけ障害も受けやすい期間で、この時期に栄養が不足すると脳細胞の数や容積が減少し脳の目方が軽くなるといわれている。そのうち脂質が不足すると、ミエリン鞘という神経線維を取り巻く絶縁体が不足し、神経細胞間の情報伝達が混線し脳の働きが低下する。また、アミノ酸が不足すると、脳蛋白質合成が障害され脳の発達が遅れ、ヨウ素が欠乏すると、胎児の甲状腺の発育が遅れ甲状腺ホルモンの不足から脳細胞の増殖やシナプス形成が阻害されるし、亜鉛の欠乏でも同じような脳発達の遅れが報告されている。

しかし、今は栄養不足よりも逆に栄養過多や有害物質の摂取の方が心配されている。最も分りやすい例としては、飲酒と喫煙が挙げられる。アルコールは妊娠のどの時期に飲んでも胎児に悪い影響を与えるが、脳には特に妊娠七カ月以降の影響が大きいと報告されている。アルコールと並んで、コーヒー、紅茶に含まれているカフェインや煙草のニコチンと一酸化炭素ガスも、多量に妊婦が摂取すると悪影響を及ぼす。

以上のことをまとめると、胎児の脳を守るためには良質のアミノ酸を含んだ魚・肉・豆などの蛋白質、カルシウムの豊富な牛乳・チーズ・小魚など、ビタミン、ミネラルの豊富な緑黄色野菜・柑橘類を食べ、アルコール、カフェイン、煙草、薬は極力とらないことである。

乳幼児の脳と栄養

新生児の脳には母乳が最高であるとされている。母乳には乳児に必要な蛋白質、脂質が牛乳よりも吸収されやすい形で含まれているし、病気を防ぐ抗体、ビタミンAやE、鉄、亜鉛、タウリンも牛乳より多く含まれており脳の発育に適している。このような良質の母乳を十分作るために、授乳中の母親は普段より五〇〇キロカロリーくらい多く食べる必要がある。

また胎児の時と同様に、母親が摂取したものは母乳の中に入っていくので、アルコール、ニコチン、薬物などは極力口にしないほうがよいことはいうまでもない。生後四カ月から六カ月

になると、母乳だけでは栄養とカロリーが不足するので離乳食に切り替えていくが、あまり早いと消化器や腎臓が未発達のため食物が処理できず消化不良を起こし、なにも食べなくなってしまう。

離乳は乳離れさせるのが目的ではなく、噛んで食べることを学習させるのが目的であるから、急がず順序を追って、できない時はいったん後戻りして確実に行うことである。離乳の過程で乳幼児は顎や舌や唇など実に多くのものの動かし方を学習し、脳は急速に発達し、この学習の成果は次の発音、発語そして会話へと発展して行くための重要な準備段階をなしていることはすでに第二章で述べた通りである。したがって、食物を噛むことの学習は脳の発育にとってきわめて重要なことなのである。

子供の脳のための料理　子供は成長が早いから、大人と同じ料理で量だけ体重に合わせて減らせばよいというわけではなく、それより多くのカロリーと栄養が必要である。特に脳について考えると、生まれたばかりの新生児の脳は約四〇〇グラムで大人（一三〇〇グラム）の約三分の一であるが、生後六カ月で二倍の八〇〇グラムになり、十歳を過ぎるとほとんど大人と同じ大きさになるのである。そして、脳はエネルギー源としてブドウ糖以外のものは利用できないし、余分に脳内に貯えておくこともできないので、常に必要な量のブドウ糖を血液中か

ら補給しなければならない。その量は脳だけで一日約一二〇グラム、全身で約一八〇グラムである。

これだけのブドウ糖を供給するには、常に血液中にブドウ糖が一〇〇ミリグラム／デシリットルの割合で含まれていなければならない計算になる(第五章 四 朝食と学業成績参照)。血液中のブドウ糖の濃度(血糖値)が四〇ミリグラム／デシリットル以下に低下すると思考力が低下し、極端な場合には昏睡状態に陥ることがある。脳のエネルギー源としてブドウ糖が必要だからといって、砂糖を多くとるのは間違いである。なぜなら、砂糖は一グラム当たり約四キロカロリーの熱量以外に何の栄養素も含んでいないから、砂糖を多くとるとその分だけ蛋白質や脂肪など他の栄養素が減少するからである。ご飯、パン、豆、芋などの澱粉(炭水化物)はブドウ糖が鎖状に繋がってできたものであるから、これらを食べると腸のなかで分解されてブドウ糖になるし、同時にビタミンやミネラルなど他の栄養素も血液中に吸収することができる。

脳のためにはブドウ糖以外にもすべての栄養素が必要で、しかも質的にも量的にもバランスがとれていることが大切である。そのおおよその目安は次の通りである。

糖質　全体の総カロリーの約五五パーセントとし、ビタミンやミネラルのバランスを考えて各種の穀物、豆、芋類の澱粉を使用すること。

脂質　総カロリーの三〇パーセント程度とし、リノール酸やエイコサペンタエン酸（EPA）やドコサヘキサエン酸（DHA）などの脂肪酸を含む魚類を加えること。
蛋白質　総カロリーの一五パーセントとし動物性および植物性蛋白質を併用し、塩分を極力ひかえること。

食事と学業成績　学業成績と食事との関係で比較的確実なものは、前章ですでに触れたように、朝食に関するものである。アメリカのアイオワ大学での調査によると、男子生徒を朝食を食べるグループと食べないグループに分けて学業成績や授業態度を比較すると、朝食を食べたグループの方が優れていたとの報告がある。

わが国でも一九七八年と七九年の二年間にわたって香川康雄教授が、全寮制の自治医科大学の学生について朝食をとっている者五十九名ととっていない者一四九名の学業成績を比較した結果、朝食をとっている者の平均点が約三点とわずかながら上回っていたと報告されてる。さらに、アメリカやジャマイカでは朝食の重要性が認識され、小学校で全校生徒に朝食を食べさせる「学校朝食」を実施して学業成績と授業態度を向上させている学校があるそうである。この理由として、朝食組の方が血中のブドウ糖が多かったのであろうと推測されているが血糖値は測定されていないので何ともいえない。

もう一つの例はニューヨーク市の八〇三の学校で給食の食材から砂糖、合成着色料、調味料、保存料を含む食品を減量したところ、このような給食を食べている子供は、そうでない子供より成績が向上したとの報告がある。しかし、この結果に対する解釈について、報告者のシェンターラ博士は砂糖や合成着色料が学習を妨げていたとも考えられるが、砂糖などを除いた結果として他の栄養素が増加し、子供の栄養不足が解消されたためとも考えられると述べている。

二〇〇二年末に発表された文部科学省の学力テストの結果報告書には、学力テストと併せて実施された学習意欲のアンケートの集計も出ており、「勉強も大切だと思いながら好きにはなれない子供が多いことや、朝ご飯をしっかり食べている子供は比較的成績がよいこと」などが示されている。

いずれの事例においても正確な理由や詳しいメカニズムは不明のところがあるが、現象としては食事が学業成績に影響することが示され、この理由として、よく噛むことにより脳の血液循環が増加すること、記憶物質である酸性FGFやコレチストキニンが脳内に増加することが挙げられる。したがって、成績不良者の学習指導に食事の改善を採り入れることは考慮の余地があることと考えられる。

学業と関連が深い少年非行についても、朝食との関係が指摘されている。

二〇〇三年に発表された愛知県警のアンケート調査報告によると、「朝食を食べているか」という問いに対して、補導を受けた非行少年一〇〇五人のうち三四五人（三四・三％）が「必ず食べる」と回答したのに対して、一般の少年は二七七五人のうち二一五一人（七七・五％）で、補導を受けた少年は明らかに朝食を食べない者が多いことが分った。

生涯学習と食生活

近年、学問・技術の進歩がますます急速となる一方、人の寿命が長くなり高齢化と余暇時間がますます増大するに伴い、人々の新しい知識への欲求や技術習得への要望が非常に高くなり、十六年間の学校教育だけでは習得できなくなってきている。

このような社会的背景の中で、一九六五年十二月に開催された第三回ユネスコ成人教育推進国際会議においてポール＝ラグランがワーキング・ペーパー『生涯教育について』を発表し、人間の生涯全体に及ぶ教育の在り方を初めて提唱した。

これに続いて一九六八年、ハッチンスは『学習社会』という本の中で、余暇社会が到来すると「賢く、楽しく、健康に生きること」が人生の目的となると述べている。これに対応して、学校教育を終えてから成人教育を受け、さらに高齢者教育を受けて賢く、楽しく、健康に生きるには、それに適った食生活をすることが望まれる。

高齢者は身体的機能が次第に低下し運動量も低下するから摂取するカロリーは少なくてすむ

かもしれないが、栄養素の必要性は若い者とあまり変わらないし、栄養素によっては若者以上に必要なものもある。たとえば、高齢者に多い骨粗鬆症や鬱病者に不足しがちなカルシウムの日本人成人の一日必要量は六〇〇ミリグラムとされているが、七十歳以上の高齢者では一日当たり九〇〇ミリグラムとる必要がある。

また、体力は衰えても脳力は衰えさせないためには、良質のアミノ酸を含んだ蛋白質も十分摂取する必要がある。特に、脳神経細胞間の情報の伝達物質であるアセチルコリンはアミノ酸のセリンとコリンを原料として作られるし、このほか精神活動の高揚や鎮静に関係しているドーパミン、セロトニンはトリプトファンやチロシンから作られるので、これらの原料が不足しないように、魚、肉、卵、大豆、牛乳などの蛋白質を体重一キログラムあたり一・〇ないし一・二グラムを目安にとるよう心がけることが肝要である。

二　脳に必要な物質、有害な物質

酸素　脳への酸素供給が三分間途絶えるとヒトは意識を失い、四分間では蘇生しても記憶障害などの後遺症が残る。それくらい酸素は脳にとって必要不可欠なものである。脳細胞は生

存に必要なエネルギーを専らブドウ糖を分解することによって入手しているが、この分解過程で酸素が必要なのである。

体内の臓器のなかで、活性が高い臓器ほど酸素消費量が高いことはいうまでもない。組織一〇〇グラム当たり一分間の酸素消費量を比較すると、心臓が九・七ミリリットル、腎臓が六・〇ミリリットル、次が脳で三・三ミリリットルである。成人の脳の重量は約一・四キログラムであるから脳が一分間に消費する酸素量は四六・二ミリリットルとなる。ちなみに、全身の組織細胞が一分間に消費する酸素量は二五〇ミリリットルであり、もちろん正常な状況下では通常の呼吸により必要な酸素供給は十分満たされている。しかし、汚染された大気、特に一酸化炭素が〇・〇四七%あると、ガス中毒を起こし、知覚障害、運動障害、意識不明に陥る。これは一酸化炭素が直接脳細胞に害を及ぼすのではなく、脳に酸素が運搬されるのを妨害するためである。

酸素は肺から血管内に入り赤血球中のヘモグロビンと結合して、脳をはじめ全身の組織細胞に運ばれる。ところが、一酸化炭素はヘモグロビンとの結合力が酸素の三百倍も強いので、吸気中の酸素濃度の三百分の一の濃度で酸素と同量だけヘモグロビンと結合し、運搬する酸素量を半減させてしまう。既述のように、脳は特に酸素消費量が多い組織であるから、運搬されて

来る酸素量が半減すると、機能障害を生じ意識喪失を起こすのである。同じ理由で、ヘモグロビンの少ない貧血の人やヘモグロビンに含まれている鉄分が不足している人、あるいは脳の動脈硬化症や血管梗塞などで血流量が減少している人は脳が酸欠にならないように注意が必要である。

ビタミンB12は赤血球造血を促進させる働きがあり、これが欠乏すると悪性貧血になるので不足しないよう肉、牛乳、卵、チーズを食べることである。

ブドウ糖　酸素が豊富にあっても、燃料がなければエネルギーは得られない。不自由なことに、脳はブドウ糖しか燃料として利用できないのでブドウ糖も脳にとって必要不可欠のものである。脳は一日に一二〇グラムのブドウ糖を消費し、脳以外の臓器も当然ブドウ糖を消費するので、結局一日に一八〇グラムのブドウ糖を体外から補給する必要がある。ブドウ糖は澱粉、砂糖などの糖質（炭水化物）が分解されてできるもので、とり過ぎるとグリコーゲンとして肝臓や筋肉内に貯蔵され、それも満杯になると体脂肪として貯えられ肥満の原因となる。体重七〇キログラムの男性の場合、体内に貯えられるグリコーゲン量は肝臓に一〇八グラム、筋肉に二四五グラム、その他に一〇グラムの計三六三グラムで、これを超えると皮下や内臓周辺に脂肪として沈着する計算になる。

ビタミンB1（チアミン）

自動車のエンジンもガソリンと酸素だけでは燃焼はするがピストンはスムーズに動かない。そこに潤滑油が必要なように、人のエネルギー生産系にもオイルに相当する酵素やその補助因子が不可欠である。ビタミンB1はブドウ糖やグリコーゲンを分解してエネルギーを産出する際に必要な補助因子の一つである。一分子のブドウ糖が分解されると二分子の焦性ブドウ酸（ピルビン酸）になり、これに三種の酵素と五つの補助因子が作用すると、アセチルCoAができる。そしてさらにこの分解化学反応はエネルギーを産出しながら進行して、最後に乳酸と炭酸ガスと水になるのである。この中の補助因子の一つのチアミンピロリン酸に含まれているチアミンがビタミンB1である。これが不足すると、その初期では疲労感、気分のいらいら、記憶力減退、睡眠不足などがみられ、やがて感覚のしびれ、足の痛み、痙攣などが起こり、脚気になる。また、ウエルニッケ＝コルサコフ症候群を起こすことがある。ウエルニッケ脳症は意識障害、譫妄、多発性神経炎を伴い、コルサコフ病は新しい記憶障害が現れる。このため脳の脚気ともいわれている。ビタミンB1は米や麦の胚芽、豆類、レバー、卵黄に多く含まれている。このビタミンは水に溶けやすいので一時に大量摂取しても尿に出てしまうので、毎日必要量をとり入れないといけない。なお、上記の解糖過程では多くの水素が発生するので、これを酸素と結合させ水にして取り除く必要がある。このために酸素が必要な

のである。

神経伝達物質　エンジンが快調に回転していても、トランスミッションがなければ回転を車輪に伝達することができない。神経伝達物質とは神経細胞の信号を他の神経細胞に伝達する化学物質で、相手の神経細胞を活性化させる興奮性物質と、逆に鎮静化させる抑制性物質の二種類がある。これらの伝達物質は種類が多く、アセチルコリン、アドレナリン、ノルアドレナリン、ドーパミン、グルタミン酸、γ-アミノ酪酸、セロトニン、エンドルフィンなどがあるが、ほとんど食品中のアミノ酸やアミン類から神経細胞内でエネルギーを使って合成されている。

アミノ酸のうち、ロイシン、イソロイシン、スレオニン、トリプトファン、リジン、バリン、メチオニン、フェニールアラニンの八種類と、子供の場合にはヒスチジンを加えて九種類はヒトの体内で作れないので必須アミノ酸といわれているが、これらの必須アミノ酸を含む肉や豆類など良質の蛋白質をとることが大切である。

電解質　神経細胞の働きは細胞内外のカリウム、ナトリウム、カルシウム、クロールなどのイオンが急速に移動することによって、パルス状の電気的信号を発生しこれを他に伝えることである。これらの電解質は、一定の比率を保ってバランスが取れていることが必要である。その割合を人体の構成比に合わせると、カリウムとナトリウムは二対一、カルシウムとリンも

二対一である。特に食塩はどうしてもとり過ぎになりやすいので、カリウムを多く含む野菜や果物を合わせて食べるようにしたいものである。

アルコール　酒は脳を麻痺させる作用がある。麻痺は脳の表面の大脳皮質から次第に内部に及ぶ。アルコールが少量の間は理性の支配が解けて緊張感や不安感がなくなり、解放感で陽気になり、疲労感がなくなる。全身の血液循環もよくなるので百薬の長と称えられるが、量が過ぎると知覚や判断力が鈍り、短期記憶も混乱する。さらに飲んで麻痺が脳全体に広がると、脳幹の呼吸や血圧・心臓中枢まで麻痺し急性アルコール中毒を起こし、血圧低下、呼吸不全で危険な状態になる。アルコールの害は飲んだ量より、その時の血中アルコール濃度によるのであって、〇・五パーセントを超えると死亡する。学生がコンパでよく一気飲みをするが、これは急激に血中アルコール濃度を上昇させるので大変危険な行為で厳に慎まなければならない。

また、時間をかけて飲んだとしても、日本酒なら五合、ビールなら大瓶五本、ウイスキーならダブル五杯以上を週四日以上飲んでいると、アルコール依存症（アル中）になるといわれている。なお、アルコールの分解にもブドウ糖の場合と同様にビタミンB１が使われるので、これを多く含んだ食品を一緒に食べるとよいのである。

レシチン　神経伝達物質の項で述べたように、アセチルコリンは学習や記憶などの脳活動

にきわめて重要な役割を果たしている物質であるが、これを体内で作るにはコリンが必要である。コリンはレシチンというリン脂質に含まれていて大豆レシチン、鶏卵レシチンなどにホスファジルコリンとして存在している。ソルガッツは四十四〜五十六歳（平均四十八歳）のヒト五十六人（男九名、女四十七名）を二組に分けて、一方の人には朝三〇ミリリットル、夜六〇ミリリットルのレシチン溶液を飲ませ、他方の人にはレシチンを含まない同量の溶液を飲ませて学習・記憶テストを行った結果、レシチン溶液を飲ませた組の方が明らかに短期記憶の成績が優れていたと報告している。

レシチンは大豆、ピーナッツ、麦芽、鶏卵に多いが、大豆の蛋白質にはメチオニンが少ないのでこれを多く含む鶏卵を一緒に食べるとよいとされている。たとえば、納豆に卵黄を混ぜるのはこの意味で大変よいと推奨されている。

カルシウム　神経細胞の活動にカルシウムイオンが関わっていることは前の電解質の項で述べたが、リニンジャーは朝ミルクを与えた子供とビスケットを与えた子供のグループで試験の成績を比較すると、ミルク組の方がよかったというレポートを出している。ミルクにはカルシウムのほかに乳糖が含まれていて、腸内でできる乳酸がカルシウムの腸からの吸収をよくするので格好の飲料といえる。

ドコサヘキサエン酸（DHA）　高度不飽和脂肪酸の一つで、ドコサはギリシア語の二十二で炭素原子を二十二もつことを意味し、ヘキサは六で分子中に二重結合が六カ所あることを意味している。この脂肪酸は脳の記憶学習中枢の構成物質の一種であり、脳の発達を促し知能指数にも関係するのではないかと考えられている。また血液中では血栓を予防する物質でもある。魚類のうち特にマグロ、ブリ、サバ、サンマ、イワシなどに豊富に含まれている。エイコサペンタエン酸（EPA）もDHAとよく似た物質で血栓を予防する。なお、エイコサは炭素が二十、ペンタエン酸は二重結合が五カ所ある脂肪酸であることを示している。

ブレイン・フーズ　脳細胞を活性化させ、脳の働きを盛んにする栄養素すなわちレシチン、ビタミンB1、カルシウム、必須アミノ酸などを多く含む、大豆、卵黄、ウナギ、チーズ、レバー、小魚などをブレイン・フーズと呼んでいる。

以上、脳に必要な栄養素と脳に有害な物質について述べたが、脳に必要な栄養素も口からとり込むだけでは不十分で、腸管から吸収され脳細胞まで届かなければ何の役にもたたない。また、逆にどんなに必要な栄養素も摂取過剰になれば肥満体となり、生活習慣病になる。肥満を防ぎながら、必要な栄養素摂取するには食べ物をよく噛んで食べることである。次によく噛むことの利点について述べてみよう。

三　栄養と肥満防止

第一章の「六　フレッチャーリズムと神田論文の再発見」の項で述べたように、フレッチャー氏はアメリカの時計店主で事業の方も順調で、余裕ができたので生命保険に加入しようとしたが肥満体であったために加入を拒否されてしまった。そこで一念発起し減量に努めたが、なかなか思うにまかせなかった。いろいろ工夫のすえ、食物を完全に咀嚼することによって減量に成功し、そのうえ大変健康になった。それでこの経験を『フレッチャーの完全咀嚼法』として本にまとめて出版し、よく噛むことを人々に推奨した。それは一九一三年のことである。この方法は心理的な面を強調した次の三原則からなっていた。

①本当に食欲が出るまで食べない。

②最も食欲を訴え、かつ食欲が要求する食べものを選んで食べる。

③完全に咀嚼することにより食べものの味を味わいつくし、自然に呑み込まざるをえなくなってから呑み込む。

というものである。

これが日本にも伝わり、当時九州大学医学部の内科学教授をしておられた宮入慶之助先生が『完全咀嚼法』と訳して日本国内に広められた。大正末期の一九二〇年頃のことである。この完全咀嚼法をずっと続けて実行された、九州大学医学部内科学教授操担道先生は、九十九歳で白寿のお祝いをされている。因みに、創始者のフレッチャー氏は喜寿まで生きられた。しかし、この完全咀嚼法は残念ながら当時は科学的根拠に乏しいという理由で、次第に忘れ去られてしまった。

近年、食欲や肥満に関する研究の進歩によって食欲の神経メカニズムや肥満の原因、治療法が明らかにされ、フレッチャー法の妥当性が科学的にも説明できるようになってきた。しかし、フレッチャー法ですべての肥満が解消するというわけではない。それは肥満にもいろいろな種類があるからである。肥満は大別すると、単純性肥満と症候性肥満の二つがある。

単純性肥満は過食と運動不足によるもので、他に特別の原因がないものである。他方、症候性肥満はホルモン異常、中枢神経異常、遺伝性、薬物性などの原因があってその症候として現れる肥満である。これら二つのうち、大部分の肥満は単純性のもので、症候性肥満は少ないとされている。そしてフレッチャー法は単純性肥満に有効で、症候性肥満には効果が現れにくいということである。

肥満とは肥え太っていることではなく、「体内の脂肪組織が正常以上に増加した状態である」と定義されている。具体的には、体内の全脂肪量が体重に占める割合が、男性で一〇%以上二〇%未満、女性では二〇%以上三〇%未満が標準とされているから、これを越えた者は肥満ということになる。そこで、フレッチャーリズムを実行するとどのような理由で肥満が予防されるのかという点について考えてみよう。

まず食事を始めると、口からの味覚、触覚、などの感覚刺激により反射的に一～二分以内に血液中にインスリンとグルカゴンが増えてくる。それから十分くらいしてブドウ糖が増加してくる。このブドウ糖に反応してインスリンがさらに増加する。すると血液中の脂肪酸が皮下や内臓の脂肪細胞内に取り込まれて脂肪に合成され、体脂肪が増加する。一方、食事により血液中に増加したブドウ糖とグルカゴンは、脳内の満腹中枢を興奮させて満腹感を起こさせ食事を止めるよう命令を出すが、それは食事開始後二十分～三十分経ってからのことである。したがって、よく噛まずに二十分以内の早食いをすると、ブドウ糖やグルカゴンなどによるカロリー的満腹感による食事停止命令を受ける前に、胃からの物理的膨満感による食事停止命令を受けることになるのだが、時すでに遅しで、腹一杯の過食になっているのである。こんな食習慣を続けていると肥満体になるのも当然である。

これに対して、フレッチャー法でよく噛んで三十分くらいかけて食事をすると、胃が一杯になる前に血中にブドウ糖やグルカゴン、さらに脳脊髄液中には酸性ＦＧＦが増加してカロリー的満腹感を起こし食事を自然に止めるので、過食にならず肥満が防止されるというわけである。

また、「第一章　咀嚼と学習」で述べたように、よく噛むと脳内の血液循環が増加し、脳内記憶物質も増加して記憶力が向上する。事実、神田先生は綿密な実験計画に基づいて、同じメニューの給食をフレッチャー法に従ってよく咀嚼するクラスと普通に咀嚼するクラスを作り、三年間比較研究した結果、よく咀嚼したクラスの方が健康状態も学業成績も優れていたと報告している。したがって、学校給食においてよく噛んで食べる習慣を養うことは子供たちの生涯を通じての宝となるであろう。

四　伝承から科学へ

一九三四年、アメリカの耳鼻科医コステンは臼歯の噛み合わせが失われると、顎関節痛、耳鳴り、難聴、耳閉塞感、耳痛、めまい、咽頭痛、舌・鼻の灼熱感などを惹起することを指摘しコステン氏症候群として発表した。その後、歯の噛み合わせを治療したら肩凝り、腰痛をはじ

めとして種々の自律神経失調症や不定愁訴が改善されたとか、寝たきりの老人に義歯を入れたら起き上がれるようになったといった症例が相次いで報告された。それぞれ事実の報告であるが、残念ながら科学的根拠が薄弱でメカニズムの説明が不十分である。

一方、わが国の平均寿命が延び、人生八十年時代の到来に伴い、厚生省は一九八八年から第二次国民健康づくり対策（アクティブ八〇ヘルスプラン）を実施し、その中で成人歯科保健対策検討委員会は一九八九年の報告書で八十歳で二十本の歯を残そうという「八〇二〇運動」を提唱した。これを受けて、日本歯科医師会では一九九一年より歯の衛生週間の重点目標として本運動の推進が掲げられ、一九九二年から八〇二〇運動推進対策事業が開始され、一九九三年になって本運動を支援するため八〇二〇運動推進支援事業が行われるようになった。

これは八十歳で二十本の歯が残っていることが全身の健康保持のために必要であるというのだが、八〇二〇達成者がそうでない者に比較して実際に健康であるかどうかの調査は当時はまだ行われていなかった。それで、厚生省の大臣官房厚生科学課と健康政策局歯科衛生課は「口腔保健と全身的な健康状態の関係についての研究」を一九九六年度にスタートさせた。この研究事業には「八〇二〇者のデータバンクの構築」と「咬合状態に起因する他臓器の異常」の二課題が設けられ、咀嚼や噛み合わせにまつわる伝承から科学への第一歩が力強く踏み出された

のである。そして同年九月十四～十六日の三日間東戸塚教育センターで、横浜ワークショップが開催され、「咬合状態に起因する他臓器の異常―伝承から科学へ―」をテーマに二十九題の研究報告と総合討論が行われた。さらに、平成十一年（一九九九）七月十～十二日に葉山の湘南国際村センターで葉山ワークショップが開催された。

上記二つのワークショップから、高齢者の口腔内に残っている歯の数が少なくなればなるほど身体的、精神的健康状態の悪化に対する相対的危険度が高くなること、および歯が一本も残っていない人は身体的健康状態が悪化しているが、義歯を入れている人は二十本以上歯がある人に比べても身体的精神的健康状態に対する危険度が高くならないことなどが明かになってきた。また、八十歳の人の中で二十本以上歯が残っている人は男性で約一五パーセント、女性で約七パーセントであり、そうでない人に比べて運動能力（ステッピング、開眼片足立ち）や現在の生活に対する満足度において勝っていることも分った。第二の課題「口腔保健が他臓器に及ぼす影響」については、筋肉痛、関節痛、脳活性化、血液循環、消化吸収、呼吸機能、日常生活活動、生活満足感などによい影響があることが報告されている。この報告は、「口腔保健と全身的な健康状態の関係について」として、口腔保健協会から刊行されている。

次に国民医療費に目を転じると、一九八〇年は約十二兆円であったものが、毎年約一兆円ず

つ増え続け二〇〇〇年には三十兆円をこえてしまった。これは国家予算の約三八パーセントを占め、国民一人当たりに直すと二十四万円で国民所得の約八パーセントに相当している。この医療費は最終的には医療保険料、税金および患者の自己負担のいずれかで国民が負担しているわけだが、その割合は保険料が六割、公費負担が三割、自己負担が一割となっている。

国民医療費三十兆円のうち、歯科診療医療費は二兆六千万円である。一方、患者が診察を受ける際に医師に告げる自覚症状で最も多いのは図6-1に示すように「肩凝り」「腰痛」がそれぞれ七・三%、七・五%で、つづいて「手足の関節の痛み」が四・八%である。これらの症状の中には歯科疾患に基因するものが数%含まれており、このほか、いろいろな臓器の疾患の中にも口腔領域に原因があるものが含まれていると推測される。そこで歯科的治療をできる限り実施すれば、総医療費が減少するのではないかと考えられる。

事実、NTT岡山健康管理所では平成三年十二月から口腔保健セミナーを八年間実施し、このようなセミナーを実施していない中国地方の他の四県（広島県、山口県、島根県、鳥取県）のNTT社員の医療費と比較したところ、前年に比較して医療費の増加の割合(対前年伸び率)が岡山県のみ五パーセント減少し、他県は逆に皆五パーセント増加していたとの報告が前述の横浜ワークショップで行われている。まだ小規模の調査であるため結論は出せないが、今後の

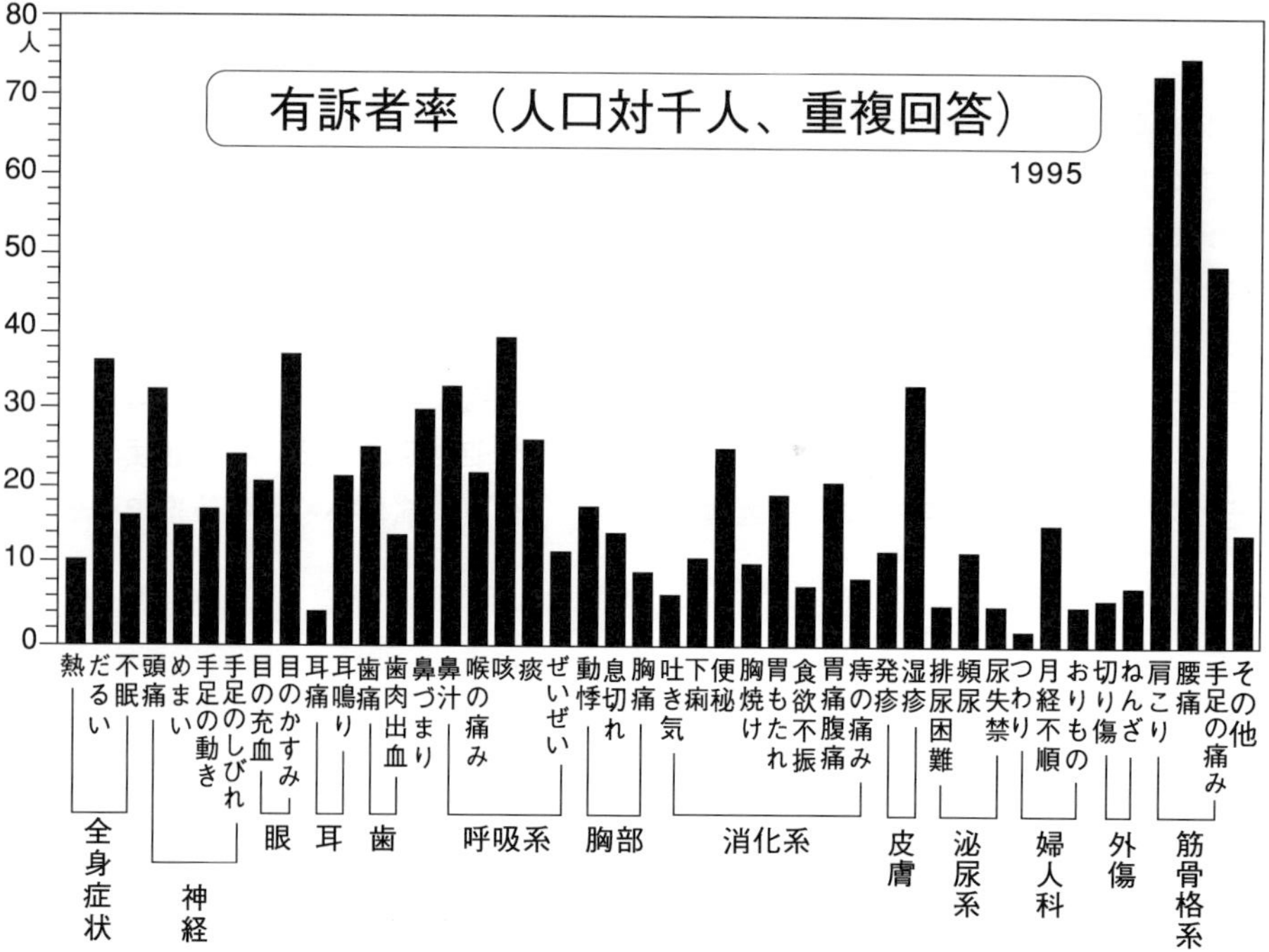

図 6-1　主訴の症状別、部位別出現頻度比較（国民衛生の動向 42，9，1996）

十分な調査結果に大きな期待が寄せられている。

また、身体的障害のある高齢者にリハビリテーションを長期間実施し、運動機能が一定しそれ以上の治療効果が期待できず、リハビリの内容が機能維持を目的としたものになっている状態の患者に、歯磨き、口腔内清掃および歯科治療を実施すると、意識レベル、時間の観念、起きあがり、寝たきり度、食事満足度、生活満足度などが改善されたとの報告も行われている。これは医学的リハビリに歯科的治療を介入させて効果をあげた例として注目されている。

このような報告から、高齢者に対する口腔保健、歯科治療の徹底が、老人性痴呆の軽減あるいは予防にどのような効果があるかの調査研究は、今後ぜひ実施する必要があると考えられるところである。

五　この章のまとめ

教育は心の糧であり、心は脳の営みであるとの観点から、健全なる教育は健全なる脳に宿ると考え、健全なる脳を育てるために必要な栄養について述べ、脳の栄養や咀嚼の効果に関する伝承的事柄が、最近、次第に科学的に実証されつつある現状を説明した。

第七章　食の思想、教育の思想

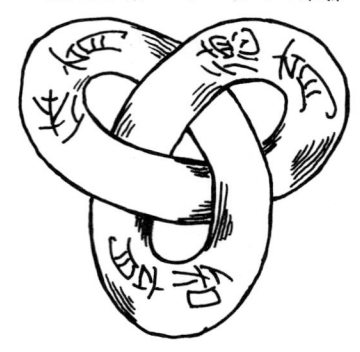

教育のトポロヂー（位相空間）

中扉（前頁）図の説明

教育の三要素である徳育・知育・体育の関係は、独立した三本の柱ではなく、前頁の図のような「クローバの結び目」状になっていると考えられる。体育を推し進めていくと、スポーツマンシップなどの徳育となり、徳育は極めれば知育となり、知育なくして体育は向上しない。

「教育をどう考えるか」ということが教育思想であるが、同様に「食をどう考えるか」ということは、食の思想であるといえるだろう。どちらの思想にも次世代の人間を育て、立派な後継者を養成しようという願いが込められている点で共通したものがあり、どちらの思想にも「自然に任せ自然の法則に従うのがよい」とするものと、反対に「人間の理性や科学の法則に従うよう管理すべきである」とする二つの考え方がある。

それぞれに根拠と論理と経験があるので、それらについて検証してみよう。

一　食の思想の二大潮流―何をどれだけ食べるか―

ヒトを含めて生物は、生命を維持し発育・成長し子孫を残すために、栄養素とエネルギー源を常に食べものから補給しなくてはならない。では一体、何をどれだけ、どのように食べればよいかについていろいろな考えや学説が提出されている。それらを大きく分けると、「自然に任せればよい」という考えと、「栄養学的に管理すべきだ」という考えの二つの潮流がある。

自然派の考えは次の通りである。栄養学を知らない野生動物が立派に生きていることから分るように、生物は何億年という長い進化の過程でホメオスターシス（恒常性維持）の能力を獲得し、遺伝子の中にプログラムとして書き込まれているので、体内の水分が不足すれば喉が渇いて水を要求するし、運動後糖分が不足すれば空腹を覚えて糖質に対する食欲が湧き食事をとり、満腹感が起これば食べるのを止める。

また、食塩は体液の浸透圧を一定に保ち、神経や筋細胞を活動させるなど生命現象を営む上に不可欠の物質である。もし、体内の食塩が欠乏すると食塩に対する味覚感受性が高くなり、塩分濃度の低いものでも感知して、食塩を摂取するようになることが動物実験やヒトの経験か

ら分っている。

また、必須アミノ酸やビタミンは体内で合成できないため、食物として外界から摂取しなければならない。したがって、食物中にこれらの物質が不足していると、その個体は栄養失調になる。実験動物を、必須アミノ酸の一つであるリジン欠乏食で飼育すると体重が減少してくる。ここでリジン欠乏食とリジン含有食を並べて提示すると、この実験動物はリジン含有食の方を選んで食べる。このような機構をホメオスターシスというが、これらの事実から、「食べものは食べたい時に、食べたいものを、食べたいだけ、食べればよい」という考えが出てきたのである。

このような考え方は、食糧が豊富な自然環境に生息する野生動物には成り立つかも知れないのだが、文明社会に生活する人間の食生活に当てはめることは危険を伴うであろう。

上記の自然派の考えに対して、管理派は何をどれだけ食べるかはきちんと決めるべきだという意見で、その先駆けをなしたのがサントリオ＝サントロである。彼は**図7-1**に示すような大きな棹秤に吊り下げられた椅子に座り、ここで食事をし、休息し、睡眠をとる実験を三十年も続けたそうである。そして摂取したすべての飲食物の重量を計り、これから排泄物の全重量を差し引いたところ体重の増加より多かったので、これは肺や皮膚から意識されない形で水分が

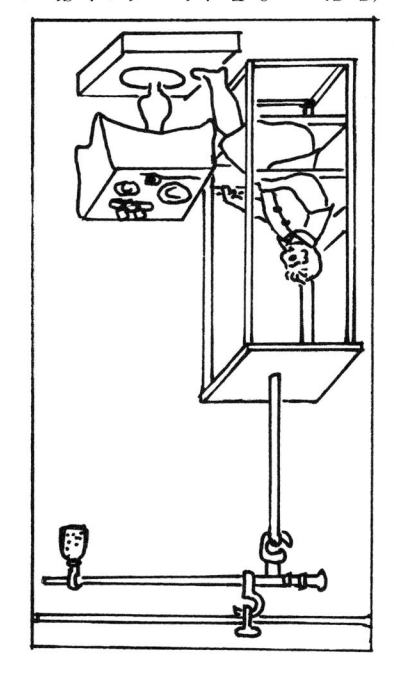

(C. Singer & E. Ashworth：A Short History of Medicine, Clarendon Press 1962 より改変)

図 7-1　飲食物の身体への入出量を測定中のサントリオ

蒸発しているためであると考え、これを不感発汗と名づけた。これは一六一四年のことで、身体への飲食物の出入りを定量的に考えた最初の試みであった。

サントリオの先駆的研究はその後一五〇年以上も顧みられることはなかったのだが、一七八九年になって

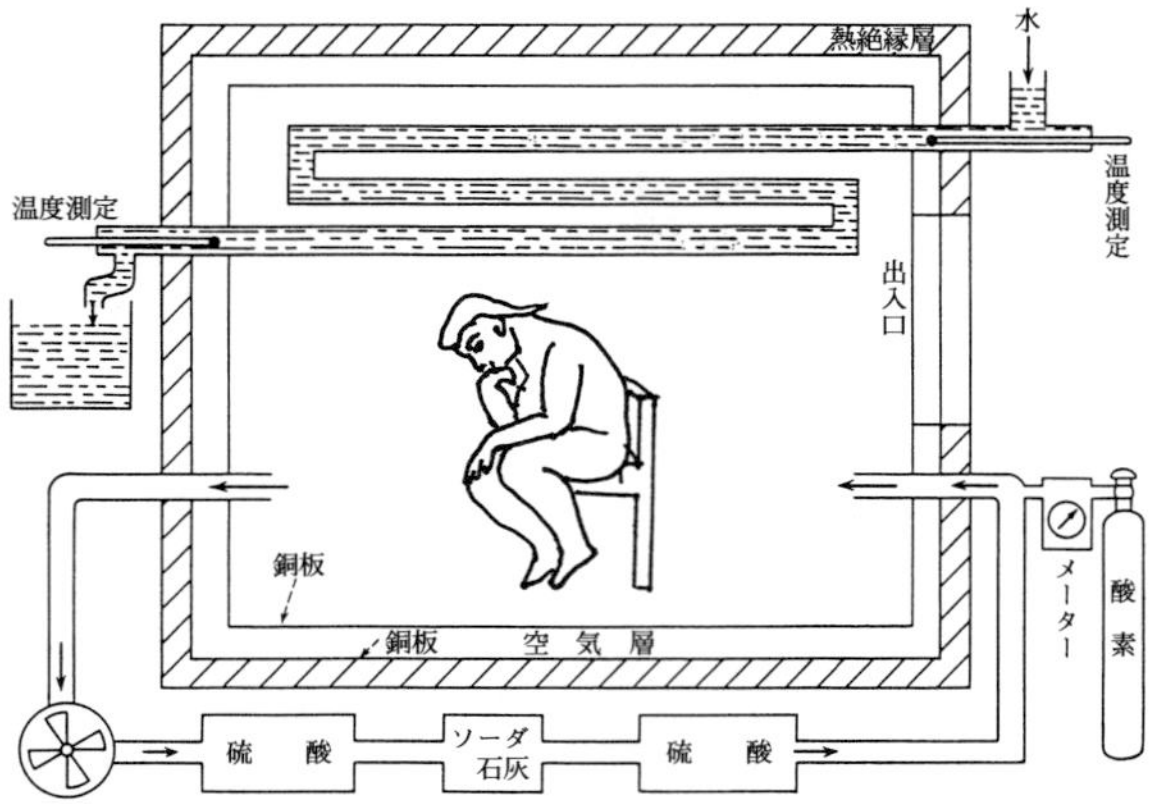

（古河太郎，本田良行編：現代の生理学，1994 より改変）(41)

図 7-2　呼吸カロリーメーター

ラボワジェールは体内で消費される酸素量を測定し、食事や運動の後あるいは室温が低い時には酸素消費量が増加することを発見した。これは人体のエネルギー代謝測定の始まりである。

サントリオの実験から二五〇年後の一八六二年に、再び人間全体を実験装置に入れてエネルギー代謝を測定する研究がペッテンコファーとボワによって行われ、実験期間中に消費された脂肪と蛋白質の量が算出された。

その後、一九〇五年になってアトワーターとベネディクトは図7-2のような密閉された断熱壁の中に銅製の居室を設け、この中に人が入り室内で発生した熱はすべてパイプを流れる水により奪い去り、室外との循環空気により水蒸気と炭酸ガスを吸収し、消費された酸素は酸素

ボンベから補充し、このようにして室内の人が放散した熱量は、水温の上昇温度×水量＋水蒸気量×水の蒸発熱として計算した。この装置は呼吸カロリーメーターと呼ばれているが、これを使用する方法を直接熱量測定法という。このほかにエネルギー産生に用いられた酸素量、放出された炭酸ガス量および尿中の窒素量を測定し、計算により熱産生量を求める間接熱量測定法もある。いずれにせよ、このようにして消費されたエネルギーが測定できるようになったので、我々は失ったエネルギーを補うにはどれだけ食べればよいかを正確に知ることができるのである。

次に、何を食べればよいかの問題だが、すでに一八二七年にプロウにより食物には糖質、脂質、蛋白質の三大栄養素があることが知られており、アトワーターは一九〇三年にそれぞれの栄養素が体内で燃焼すると一グラムにつき糖質は四キロカロリー、脂質は九キロカロリー、蛋白質は四キロカロリーの熱量を出すことを明らかにしている。これに続いて、一八七三年フォースターがイヌを無塩食で飼育すると死んでしまうことから、ミネラルも栄養素として不可欠であることを発見し、これを第四の栄養素とした。さらに、一九一二年になってマッカラムがビタミンAを発見し、続いて一九一五年にはビタミンBが発見された。それ以後一九四〇年頃までビタミンの発見が相次いで、ビタミン類のことを第五栄養素と呼ぶようになったのである。

現在では、すべての細胞や組織が正常な機能を維持し、全く欠乏状態を示さない必須栄養素

表 7-1　日本人の栄養所要量

区分	生活活動強度別　エネルギー所要量（kcal/日）								タンパク質	
	低い (1.3 BMR)		やや低い (1.5 BMR)		適度 (1.7 BMR)		高い (1.9 BMR)			
	(kcal/日)		(kcal/日)		(kcal/日)		(kcal/日)		(g/日)	
年齢（歳）	男	女	男	女	男	女	男	女	男	女
0～(月)	乳幼児　110～120 kcal/kg/日								2.6/kg	
6～(月)	100 kcal/kg/日								2.7/kg	
1～2	—	—	1,050	1,050	1,200	1,200	—	—	35	
3～5	—	—	1,350	1,300	1,550	1,500	—	—	45	
6～8	—	—	1,650	1,500	1,900	1,700	—	—	60	55
9～11	—	—	1,950	1,750	2,250	2,050	—	—	75	65
12～14	—	—	2,200	2,000	2,550	2,300	—	—	85	70
15～17	2,100	1,700	2,400	1,950	2,750	2,200	3,050	2,500	80	65
18～29	2,000	1,550	2,300	1,800	2,650	2,050	2,950	2,300	70	55
30～49	1,950	1,500	2,250	1,750	2,550	2,000	2,850	2,200	70	55
50～69	1,750	1,450	2,000	1,650	2,300	1,900	2,550	2,100	65	55
70以上	1,600	1,300	1,850	1,500	2,050	1,700			65	55
妊婦	+350 kcal								+10 g	
授乳婦	+600 kcal								+20 g	

（健康・栄養情報研究会：第六次改定日本人の栄養所要量食事摂取基準の活用，2000 より）(42)

の最小摂取量を最低必要量といい、これに個人差や環境条件に基づく安全率を加味して、ほとんどの健康な人々の要求を満たす値として栄養所要量が**表7-1**のように算定されている。また、一日に必要とされる標準的エネルギー量は**表7-2**に示す通りである。

このように、何をどれだけ食べたらよいかは栄養学的に明確に示されている。しかし、これだけ

表 7-2　1日のエネルギー必要量

男性

年齢	25歳			16歳	8歳	新生児
生活状態	重労働	中労働	軽労働	スポーツ	遊び	横臥
労働必要量	2,200	1,100	160	1,200	600	0
日常活動量	360	360	360	320	100	120
特殊動的作用量	180	180	180	180	100	20
基礎代謝量	1,800	1,800	1,800	1,800	1,200	300
合計	4,540	3,440	2,500	3,500	2,000	440

女性

年齢	25歳			14歳	8歳	新生児
生活状態	授乳	妊娠	軽労働	スポーツ	遊び	横臥
労働必要量	0	0	200	1,000	560	0
日常活動量	470	190	360	260	200	120
特殊動的作用量	230	210	140	140	100	20
基礎代謝量	2,300	2,100	1,400	1,400	1,000	300
合計	3,000	2,500	2,100	1,800	1,860	440

基礎代謝：安静時，生きるために必要な呼吸，循環，消化，排泄，分泌などに使用されるエネルギー
特殊動的作用：食物を摂取することにより増加するエネルギー
日常活動：座ったり，立ったり，屋内で歩いたりするのに使用されるエネルギー
(健康・栄養情報研究会：第六次改定日本人の栄養所要量食事摂取基準の活用，2000 より)(42)

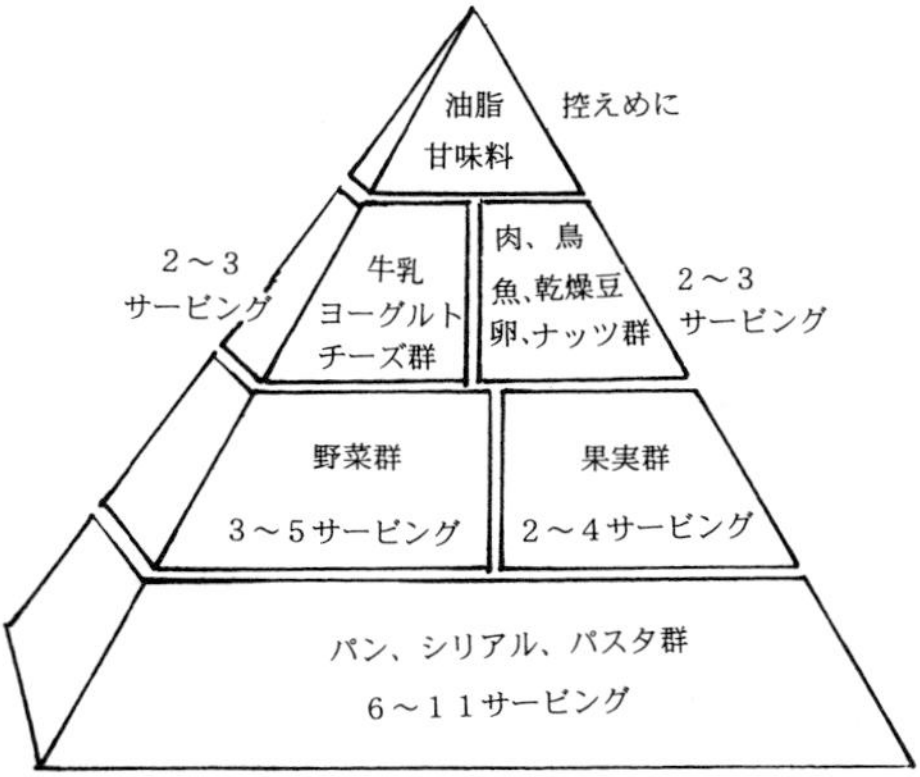

図 7-3　健康なアメリカ人のためのフードガイドピラミッド（1990）

ではどの栄養素をどれだけ摂取すればよいかは分っても、どの食品をどれだけ食べればよいかは分らない憾みがある。それで栄養素名ではなく、食品名で必要量を示した「食事指針」や「食品ベース食事指針」が作成されている。

食事指針は一九六八年にスウェーデンで初めて作られ、一九九二年には国連食糧農業機構と世界保健機構の共同でローマで開催された世界栄養会議において、「栄養に関する世界宣言」と行動計画がまとめられ、続いて一九九五年にキプロスのニコシアにおいて、専門家会議を開催し「食品ベース食事指針」の具体的提案を行い、現在では世界六十五か国でこのような食事指針が作成されている。

アメリカでは一九八〇年に「アメリカ人のための食事指針」が公表され、一九九〇年には「健康

なアメリカ人のための食事指針」となり、さらに一九九五年にこの改正版が発行されている。その中には図7-3に示すような、ヒューマン・ニュートリッション・インフォメーション・サービス部が開発したフード・ガイド・ピラミッド図が掲載されている。この図に従って食品を選べば、必要な栄養素をとることができるようになっているのである。このように、今や食事は自然の食欲本能に任せるのではなく、栄養学的に管理された範囲の中で嗜好の選択が許されるというのが食の思想の主流となっている。

〔参考〕

世界栄養会議（一九九二年、ローマ）の行動計画（一）

全力を尽くして今世紀中に以下の問題を克服する。

・飢餓と飢饉による死亡。
・天災や人災に曝された地域集団における飢餓および栄養欠乏疾患。
・ヨウ素およびビタミンA欠乏症。

世界栄養会議（一九九二年、ローマ）の行動計画（二）

全力を尽くして今世紀中に以下の問題の顕著な軽減を達成する。

- 飢餓と広範に発生する慢性的な飢え。
- 低栄養状態、特に子供、女性および高齢者の低栄養。
- 鉄欠乏をはじめとするその他の重要な微量栄養素欠乏症。
- 食事に関連する感染症ならびに非感染性疾患。
- 適切な母乳保育を阻害する社会的およびその他の障害要因。
- 危険な飲料水をはじめとする非衛生的状態と貧弱な衛生設備。

（小林修平：FAO／WHO世界栄養会議―何が討議され、何が問題となったか―、栄養学雑誌、五一：二四三―二四五、一九九三。）

日本型食生活新指針検討委員会報告書より

「新たな食文化の形成に向けて、一九九〇年代の食卓への提案」（抜粋、一部改変）

一、主食としてのご飯を中心に多様な副食を組み合わせよう。

日本人の食生活、食習慣からみると、ご飯を主食とすれば多様な素材、多様な味つけの副食を組み合わせやすい。現在の一人当たり消費量は一日ご飯四杯、これを目安に脂肪

の摂りすぎを防ぎ、たんぱく質、脂肪、炭水化物からの摂取熱量比率を適正に、十二〜十三対二十〜三十対五十七〜六十八とする。大豆製品などを組み合わせて、たんぱく質は動物性と植物性の割合を半々にする。水産物も豊富に使い、脂質は動物性と植物性および魚介類の割合を一対一あるいは一対二とする。ご飯を中心に風土に根ざした旬の食物を活用し、日本固有の食文化を形成する。

二、ライフスタイルに対応した生活リズムや食生活スタイルを確立しよう。
食事と運動と休息の組み合わせで、自分のライフスタイルに見合った生活リズムを確立する。朝食は必ず摂って脳と体のウォームアップをはかる。一食のみで無理なら一日のうちで栄養のバランスをとる。

三、多様な形で食を楽しみ、生活の豊かさを広げよう。
調理の過程、旬の味、本物の味、手づくりの味、珍しい味を楽しむ。地域の味、家庭の行事食を作り、楽しみ、伝えよう。

四、幼児期には、多様な素材と多様な味に慣れさせ、偏食を防ぐ。
食物は良く噛んで食べる習慣をつけ、顎を発達させ、不正咬合や噛み合わせ不良を防ぐ。

五、青少年期には、男女とも健康、栄養、食事、食品等に関する知識を持って、自分で自分の健康を自己管理する。

六、壮年期には、自分の生活全般を自己管理し、カロリー、糖分、脂質、塩分、アルコール等を摂り過ぎないようにし、肥満、糖尿病、高血圧症、動脈硬化などの生活習慣病にならないよう注意する。

更年期の女性は、カルシウムを充分に摂り骨粗鬆症の予防に努める。

七、高齢期には、粗食が良いといった誤った知識でたんぱく質不足にならないよう注意する。味覚が低下し味が濃くなるので、香辛料を利用し塩分をひかえて高血圧から脳卒中にならないよう注意する。

咀嚼力が低下しているので、軟らかい食品に偏らないよう調理法や食品の選択を工夫する。

二　教育思想の二大潮流―何をどう教えるか―

次世代を担う人たちに教えておかねばならないことは無限にある。しかし、時間的にも人員

的にも限度があるので、それらの中からどうしてもこれだけはという必須アミノ酸のような、あるいは五栄養素のようなものを選択限定しなければならない。また教える内容が決まっても、それらをどう教えるかという難しい問題が残る。

何を教えるか、その内容は社会が何を必要としているか、時代の要請は何かによって決まる。宮廷社会では詩歌管弦が要求され、武家社会では武芸や四書五経が、商人社会では読み書き算盤といった具合である。そしてこれらの内容に応じて、教え方はそれぞれ異なっていた。現代社会の教育はいかに在るべきかを考える前に、過去の各時代の教育について一瞥しておこう。

原始時代

原始人の頭には教育思想というほどの概念はなかったであろうと思われるが、生きていくために必要な狩の仕方や木の実などの採り方食べ方は、自然に親や集落の者たちから見よう見まねで学んでいったであろうと想像されるので、この意味から教育の起源は食に在りといえるのではないだろうか。そして、原始時代の教育思想をあえていうならば、「学ぶとは真似ることである」といえるだろう。真似は無理にさせたのではなく、自然に任されていたようであるから、原始時代の教育は自然放任教育であったといえるだろう。

古代の教育

古代のエジプトやギリシア、インド、中国では教育を受けられるのは、王侯貴族か金持ちの子弟に限られていたので、彼等の教育の場は学校ではなく、宮殿や邸宅で家庭教師から個人授業を受けていた。そこでの教育思想は「鞭を惜しめば子供を駄目にする」であり、またエジプト王の教育に当たっていたユークリッドが、王からもっと楽に学問する方法を教えよと要請された時、「王様、学問に王道はありません」と答えたという話は有名であり、当時の毅然とした教育思想の一端が窺われる。

教職にあることを「教鞭を執る」といいながら、今日の日本では鞭を持って授業する教員はほとんどいなくなり、体罰を加えた教員は処罰される風潮であるが、イギリスでは教鞭には柔らかくて打っても生徒を傷つけないヒッコリーの木が一番よいとされていた。そして強制的管理教育思想は古代から存在していたのであって、後で述べるスパルタ式教育へと繋がっていった。

教鞭談義はさておき、紀元前五世紀アテネで活躍したソフィストと呼ばれていた人たちは授業料を取って教授する職業的教師で、ソフィストの中でも有名なプロタゴラスは「人間は万物

の尺度である」といい、人間中心の思想を表明している。また、ソクラテス（紀元前四六九〜三九九）は、相手と対話をしながら現象的知識から次第に本質的知識を認識させる手法を用いて、うまく相手から解答や結論を引き出す教育方法を考案し、これが助産婦の子供を取り出す術に似ているところから、彼はこの教育法を助産婦の法と名づけていた。今日、大学の講義で双方向授業とか、対話形式とかいわれているがその起源は古代アテネのソクラテスにあったのである。

一方、学校の起源は古く古代エジプト、バビロニアの寺院にまで遡るが、いわゆる学校らしい学校の始まりはアテネのパレストラ、ディダスカレイオン、ギムナシオンなどで体操、音楽、格闘技が教えられていた。また、スパルタでは「教育は国を護るために行うべきものである」との国家主義的観点から、公立の学校で集団生活をさせ、指導者には絶対服従の厳格な教育が行われていた。これがいわゆるスパルタ式教育である。

ソクラテスの弟子プラトン（紀元前四二七〜三四八）は、ギリシアの自由市民に教養を与える目的でアカデメイアという学園を創立したのだが、彼の教育思想は哲人教育で、音楽、体操を基礎教育とし、その後に数学、天文学、和声楽を授け、最後に哲学を習得して哲人教育が完成するという方法を採用していた。

アカデメイアで学んだアリストテレス（紀元前三八四〜三二二）もリュケイオンという学校を作ったのだが、彼は精神の発達段階を栄養を司る植物的精神、感覚をもつ動物的精神、言語を有する理性的精神の三つに分け、これら三者の自然発達に応じて人間の素質を開発すべきであるとの「随年教育」を唱えた。

以上のように、古代の教育思想はすでに、スパルタ式教育に代表される強制的管理教育と、人間中心の自然で自由な人間の発育に応じた対話式自由教育が並存していたが、子弟の親たちからはいずれも好ましい教育であり、子供の教育のためならば怠け者は鞭で打たれて当然であり、授業料を支払う以上それが望ましいと考えられていたと思われる。

中世の教育

古代のギリシア、ローマの教育が支配階級のためのものであったにしろ、その思想は人間中心で人間のためのものであった。しかし、中世になると精神生活を司り、教育を支配したのは僧職で、神に仕える僧のための教会学校が各地に建てられ、教育思想も神のための神学が学問の最高のものと考えられ、教育は神のものとなってしまった。

しかし、医師や職人のように長期にわたる実地訓練を必要とする職業については、ギルドと

呼ばれる職人組合のマスター（親方）に弟子入りして技術を習得する徒弟教育が行われていた。徒弟制度における教育思想は、労働の中から学ぶという「労働と教育の融合一体化」であり、実社会の人間同志の触れ合いを通して人間形成を行う「実地人間教育」であった。

中世も後期になると、ローマ・カソリック教会が免罪符を売り出すなどの退廃的症状を現わしたため、ドイツの修道士ルターをはじめとして各地に宗教改革運動がおこり、それ以前から盛んになっていた古代ギリシア文明に帰れという文芸復興すなわちルネッサンス運動と相俟って、学校を教会から分離することができた。

近世の教育

中世では、宗教的教義と封建制度のため人間性が著しく抑圧されていたのだが、近世に至って鞭による教義の注入、暗記中心の教育思想は強く批判され、当時の科学の勃興に促されて、教育内容では「宗教から科学へ」、教育方法では「注入から開発へ」と教育の近代化が始まった。その先駆けをなしたのが古代ギリシアの自由人のように人間性を復活させようとしたルネッサンスの指導者たちで、彼等は人文主義（ヒューマニズム）を掲げたが、これはまた当時の教育上の指導理念でもあった。人文とは人間に特有の文化という意味で、具体的には「自由人にふ

さわしい徳と智を獲得し実践する教科を自由科とし、これにより身体と精神の最高の能力を導き出し、鍛錬し発達させ、人間を高尚ならしめる教育」を自由教育と呼び、ルネッサンスの教育はこの自由教育を理想としていた。

人文主義の教育思想を代表するのはエラスムス（一四六七〜一五三六）で、『児童の自由教育論』などを書いている。自由教育といっても、自由人養成教育の意味であるから、戦後日本の教育でいわれた生徒任せの自由教育とは違って、当時の人文主義教育の内容はかなり百科全書的、古典文法重視の教育であった。『大教授学』という本を書いたコメニウス（一五九二〜一六七〇）もあらゆる人にあらゆることを教授しようとし、汎知主義者といわれ、ロック（一六三二〜一七〇四）は人は紳士であれという紳士教育論を唱えた。ロックら啓蒙思想家たちは子供の教育についても、合理的に知性人を形成することに最重点を置いていた。十八世紀のヨーロッパでは子供は小型の大人と考えられ、大人と同じ服装をさせられ、大人が望むよい子になるよう教育されていた。

教育思想史の中で、子供は型にはめるのではなく自然に育てるべきであるとの考えを明らかにしたのは、フランスのジャン＝ジャック＝ルソー（一七一二〜一七七八）であった。ルソーは彼の主著『エミール』の中で子供は道徳から一切解放され、ただ自然の秩序に従うようにすれ

ばよい。冷厳な自然の法則に服し、これに耐える体力気力を養うことが教育であって、決してわがままにさせることではないと述べている。

ルソーの自然教育に共鳴したスイスのヨハン＝ハインリッヒ＝ペスタロッチ（一七四六〜一八二七）も素朴さ、愛、安心感からくる善行をなそうとする人としての心の内発的成長を助成することが教育の本義であるとしていた。さらに、ドイツのフリードリッヒ＝フレーベル（一七八二〜一八五二）も教育方法として子供自身の遊戯や労働などの活動を中心として、それを通して自然の永遠の法則を体得させることを奨励している。このように、近世のヨーロッパでは自然教育思想が高まっていたのである。

一方、科学の発達に伴って実学主義の学問・教育も起こっていた。これは思弁的抽象的学問に対して、具体的実験的学問を指している。モンローは実学主義の教育思想を、人文的実学主義、社会的実学主義、体験的実学主義の三つに分類している。

一、人文的実学主義。これはルネッサンス期（十五〜十六世紀）の人文主義的古典教育と自然や社会についての実際的知識を結合して、実用に役立てようとするものである。

二、社会的実学主義。これは古典よりも旅行や実際の社会生活の中で研修し、実際に社会で役立つ人材を養成しようとするものである。

三、体験的実学主義。これは感覚、観察、経験を重んじ、直接自然から体験的に学ぼうとするものである。

これら三つのうち、特に三番目のものは狭義の実学主義といわれ、教育史上最も重要なもので、ラトケ（一五七一～一六三五）やコメニウスによって提唱されたものである。いずれも個人の自由意志を尊重して自然に従って教育するのではなく、論理的に人間の理性を開発・展開させたり、また個別教授法ではなく一斉教授法による集団教育が推奨された。たとえば、コメニウスは学校教育を時計になぞらえ、「時計は多くの部品からなり、そのすべてが数、形、場所においてそれぞれが各自の機能を果たし、他の部分と協働するように組み立てられていなければならない。同様に、教育も諸要素に分解した後、それらを一定の秩序に従って組み立てなければならない」と考えていた。その意味で、教育は技術であるとしたうえで、「教授の技術は、時期と教材と方法の精巧なお膳立てにほかならない」と述べており、また学校は生徒を素材とみなして加工し完成品とする工場であるといい切っているのである。それゆえ、工場のように大量生産できる一斉教育に行き着いたというわけである。

近世においても、ルソー、ペスタロッチらによって代表される自然主義教育とコメニウスらによる管理主義教育の二つの教育思想の流れが見受けられることは大変興味深いことである。

近現代の教育

近世の市民革命や産業革命の後を受けて近代から現代に入ると、アメリカの資本主義の興隆を基礎として、教育界にプラグマティズムの教育思想が起こってきた。プラグマとはギリシア語で「行為」を意味し、カントは「人間目的達成のための手段としての実践」という意味に使用しているように、プラグマティズム教育とは「概念や思考を人間目的に役立つかどうかで判断する考え方」で、パース（一八三九〜一九一四）を中心とする「形而上学クラブ」によって一九世紀末に始められ、デューイ（一八五九〜一九五二）によって大成されたものである。彼の教育思想は［教育即生活］［学校即社会］に要約される。すなわち、教育は外から教師や教科書によって付与されるものではなく、子供の社会的、構成的、探求的、表現的本能に基づく活動をカリキュラムに編成したもので、その活動の中心となるのは、工作、料理、織物などの作業すなわち労作であると述べているのである。これは明らかに、ルソー、ペスタロッチらと同じく外からの強制を排除する自然主義教育思想に立っている。デューイは一八九四年シカゴ大学の教授となり、一八九六年に実験学校を開設し、彼の考えに基づく教育を実施し大きな成功を収めたので、各地にそれにならった学校が輩出し進歩主義的学校（プログレッシブ）と呼ば

れた。

これに対してバグリーらは、本能に基づく活動をカリキュラムに編成したのでは第二次世界大戦後の科学技術の急速な進展に対応する教育はできないとして、カリキュラムの教科の系統性とそこに含まれる教育内容の本質的要素が重要であると主張したので、エッセンシャリストと呼ばれた。またブルーナ（一九一五〜）は学校は知識を教える所で、デューイのいうように生活を経験させる所ではないと主張し、プログレッシブとエッセンシャリストは生活単元学習（問題解決学習）か系統学習かという形で対立し、激しい論争が行われた。

先に述べたジョン＝デューイの考え方は、二十世紀の前半を通じてアメリカの公立初等中等学校教育に大きい影響を与えた。子供たちは生まれた家庭、住んでいる地域、属している社会、経済、政治の体制によるさまざまの不平等性をうけているが、公立学校で自由な教育を行うことにより、これらの不平等を完全に除去し、子供たちがもっている能力を存分に発展させ社会的、経済的、政治的文化的役割を果たすことのできる人間に育てられるとの信念をもっていた。確かに、公立学校の中では社会的身分や経済的貧富の差など種々の不平等に関係なく子供たち一人ひとりの能力が十分に発揮され評価された。しかし、二十世紀も後半になると、子供の自由が非指示になり、子供の自主性が自己本位で利己的になり、機会の平等が結果の平等、無努

力横並びとなり、学内が無規律、無秩序、無法状態となり学級崩壊、学校崩壊に陥ってしまう結果になってしまった。

一九六〇年代の教育界は、科学技術の発展、技術革新の進行、社会機構の複雑化、組織の巨大化などを背景に、高度産業社会の中での学校教育の一層の拡充と発展を図った結果、学校人口の爆発的増大により教育爆発が起こり、教育思想も多岐多様にわたるようになった。それをあえて二つに大別すると、自由主義的・能力主義的なものと平等主義的・学習権主義的なものに分けられる。

このうち、自然科学や社会科学の教育は別として、人文科学、特に哲学や価値観の教育に関して、カール＝ロジャーズらが開発した「非指示的」「自己決定的」方法が当時のアメリカで最新の教育方法として流行した。これはカウンセリングの分野において精神治療の方法として有用とされた考え方や技術が教育の場に持ち込まれたものであって、善悪の判断や価値観に関しては、教師は生徒に指図してはならず、生徒に自分で判断し決定する能力を養わせるべきであるというものである。一応もっとものように考えられるが、知識や経験が不十分な者に善悪や価値を判断させると、仲間集団やマスコミの判断に影響され、ここでの判断基準は自分自身がいい気分になれるか、自分が満足できるかどうかによって決められてしまうようになった。そ

して、「自分の判断は常に正しい」「自分がしたいことは何をしてもよい」と思い込んでしまい、その結果アメリカではレイプや強盗や殺人さえも容認する気風が広まり、この種の犯罪が激増した。このような教育思想を無批判に輸入し採用した日本でも、最近十五ないし十七歳の少年の凶悪な犯罪が急増している。しかも驚いたことに、彼らにはほとんど罪の意識がなく、価値観の相違にすぎないと考えているのである。したがって、何が善で何が悪かを親や教師が明確に教えることは絶対に必要であると思われる。

自然界の動植物、すなわち自然食のみを食糧としていた時代では、身体の自然の欲求に従って食べたいものを、食べたい時に、食べたいだけ食べていても健康は保持されたであろうが、人工的に養殖栽培され、人工的に加工処理され、調理味付けされた食べものでは、生物の本能的摂食調節機能が正常に作用せず、食べ過ぎ、肥満、生活習慣病に罹ってしまうように、社会制度、経済機構、政治体制、情報文化価値観が複雑多様化した二十世紀末においては、デューイ的自由学校教育では生活習慣病ならぬ学校崩壊が起きることが社会現象として明らかになってきた以上、栄養指導、食生活指導的教育改革が必要なことは誰しも容認するところとなってきた。

デューイはアメリカの社会制度が経済的資本主義と政治的民主主義によって構成されている限り、公的学校教育は人種的、身分的、経済的、家庭的不平等を乗り越え、種々の性格の子供

たちが自由平等に触れ合うことにより社会的調和を保って発展させることができると考えていたことはすでに触れた通りである。これに対してベブレンは、資本主義体制の中の教育機関、特に大学は学問研究の自由と教育の責任を負いながら、利潤追求という資本主義の目的のために、知識や研究や教育効果が経済価値により評価されるのは危険であると不当性を指摘し、この点で教育と資本主義社会が調和できるとのデューイの考えとは明かに際立った対照をなしている。

二十一世紀の教育思想

二十世紀末に至って、先進国の教育は飛躍的発展をとげ、高等教育をうける者の数も爆発的に増大した。この現象に対応するため、多数の学生に同時に知識を伝授する教育の理論と方法は視聴覚機器を利用し非常に進歩したため、この意味では大きい成功を収めた。しかしその反面、道徳教育が後退し善悪の判断や価値の是非を教えることに失敗し、レイプ、暴力、強盗、殺人などの凶悪な青少年犯罪が日常茶飯事となり、学級崩壊、学校崩壊が起こり、教育の荒廃、教育の危機が叫ばれている。

このような事態を招いた思想的背景としては次のことが挙げられている。一九六〇年代、ア

メリカでは「事実の認識は万人が共有できるので公的に教えられるが、価値の判断は個人が選択するものであるから公的には教えることはできない。したがって、教師は生徒に価値を教えてはならず、生徒自身に判断させるよう導くべきである」という考えが広まり（ルイス＝ラス、メリル＝ハルミン、シドニー＝サイモンら）、道徳的価値は絶対的なものではなく個人によって変わる相対的なものであるという「価値相対論」が教育界の主流を占めたため、教師は道徳的価値観について教える自信を失ってしまったのである。これに拍車をかけたのが教育における能率主義的個人主義で、能率を挙げるための個人の自由と権利を尊重するあまり、個人にとって都合のよいものが善であり、価値あるものという判断基準が社会通念となりつつあることである。

以上の反省に立って、人間が社会生活を営む以上はルールが必要であり、このルールは絶対に守らなければならないこと、もし守らなければ社会は崩壊することを学校で教えるべきであるとの強い意見が起こっている(トーマス＝リコーナ、ヘンリー＝ホフマンら)。二十一世紀の世界は自然を保護し、地球環境を護り、食糧を確保しなければ、人類は滅亡の危機に陥ることは目に見えている。この危機を回避し、豊かで住みやすい世界を築くには、世界の人々を社会のルールを守り、秩序を保てる性格の人間に教育しなければならない。

このような教育を徳育とか、人格教育あるいは人徳教育と呼ぶことができる。リコーナは「人徳教育とは単なる道徳や倫理を知るだけでなく、他人に深い関心をもち、それに基づいて行動することである」といっており、ホフマンは「人格とは頭と心と手で覚えた道徳である」といっている。そして、その目標は「自分を大切にし、他人を尊敬し、肯定的、積極的価値観をもつことにより責任ある社会の一員になるよう教育することである」と述べている。

食事のとり方にも教育の方法にも自然主義と管理主義の二つがあったが、はじめに人間の食物について考えてみると、生命を維持し健康を保つのに必要な基本的栄養素と必要カロリーは管理栄養学的に摂取しなければならない。しかし、これでは生きているだけで、人生の意義とか価値とかが見出せない。この他に、筋肉を強くしたり、皮膚を美しくしたり、脳細胞の働きを活発にしたり、気分を爽快にする嗜好品など、その他いろいろと人生に価値と意義を与えるための食べ物が必要であるが、これらの食品や嗜好品については自由で自然の欲求に従えばよいだろう。

次に、同じように教育について考えると、教育にも生きていくために必要な職業教育や社会公民教育と、自己の人格や趣味教養を高めるための教育の二つがある。前者には管理教育が効果的であり、後者は自由教育でなければならない。これを高等教育に当てはめると、医学、法

学、工学などのプロフェショナル・スクールでは綿密なカリキュラムによる管理教育が適しているし、教養を高めるリベラルアーツ・カレッジでは学生の自主性や個性を尊重した自由教育が適しているといえるだろう。

三　学力低下論と教食同源論

文部科学省は二〇〇二年の初め、小学五年生から中学三年生の約四十五万人を対象に学力テストを実施し、一九九三年度〜一九九五年度の前回の成績と比較し結果を発表した。それによると、算数、数学、社会の正答率の低下が顕著で、たとえば小学五年生では円の面積計算の正答率が五三・三パーセントで、前回より一五・八ポイント下回っていたので、「義務教育課程で基礎学力が低下している」という学力低下論がもちあがり、教育界のみならず、日本の各界に大きな衝撃が走った。

実は戦後五十年、日本の教育界にはすでに何回か学力低下論が起こっていたのだが、いずれも初等、中等教育の学力に関するものであった。しかし、今回は大学生、大学院生を含めた日本の全教育制度に関係したものになったので、日本中の関心が教育に集まったのである。その

発端は二〇〇一年に、西村和雄他著『学力低下が国を滅ぼす』や大野晋、上野建爾著『学力があぶない』などで「分数ができない大学生」、「小数ができない大学生」、「算数ができない大学院生」の実態が報告され、これらの原因が小中学生の学力低下にあるように考えられ、それが二〇〇二年の文部科学省の学力テストにより裏付けされるような結果になったので、学力低下問題が国民的関心を呼び、大きい新しい潮のうねりとなって教育界に押し寄せているのである。

戦後日本の教育は、明治五年学制公布以来の戦前教育の否定から始まり、生活学習を中心とした経験主義教育思想に基づく個性尊重の教育が行われたのだが、一九五五年頃から「戦後の新しい教育は、子供の自主性尊重というあまり教えるべき基礎知識を教えていない」という最初の学力低下論が起こり、当時の文部省は一九五八年に学習指導要領を改訂し、問題解決、個性尊重の生活学習から基礎学力充実の系統学習への転換が図られた。

この教育方針の転換が原因となったかどうかは不明だが、この後にこれまでには経験しなかった校内暴力、いじめ、不登校、学級崩壊といった深刻な問題が一九八〇年頃から急激に増加し、一九九九年度の校内暴力は小学校一五〇九件、中学校二万四二四六件、高等学校五三〇〇件、合計三万一〇五五件に達している（文部省「我が国の文教政策」二〇〇〇より）。また二〇〇〇年度の不登校の小、中、高等学校の子供は一三万四〇〇〇人に上っている。さらに、子

供たちが教室内で勝手な行動をして教師の指導に従わず、授業が成立しないなど集団教育という学校の機能が成立しない、いわゆる学級崩壊も日常化しつつある状態である。今の教育には、何か一番重要な根本的なものが完全に欠落しているとしか考えられない状況だが、それは一体何なのであろうか。

教育も食事も、人を育てるという点で同一原理により支配されているという教食同源の立場から考えると、現在の日本の状況は教育のみならず、食生活もまた朝食抜き、ファーストフード、甘味飲料、偏食、過食、ダイエット、食べ残しなど食べものを粗末に考える風潮が強くなっている。

戦後の物資欠乏の時代には、食物にも書物にも飢えていたので、これらを貪るように摂取していたが、物資豊富の今日ではなんでも容易に手に入るので、かえってこれらを軽く考え、真剣に取り組まなくなったのかも知れない。しかし、だからといって食も教育も欠乏時代に戻せというのは暴論であり、非現実的議論である。何でも手に入る豊かな環境にあって、貪るように求められる付加価値の高いものを提供することが要求されているのである。食べものでいえば、ただ味がよく栄養価が高いだけでは当たり前で、その上にコレステロールを下げるとか、活性酸素の発生を防ぐとか、免疫機能を高めるなどの健康増進作用をもった機能性食品が求め

られているのである。

これを教育についていうと、「読み・書き・計算は、すべての教科の基礎、基本であるから勉強しなさい」といっても、読めなくてもビデオがある、書けなくてもワープロがある、計算はコンピュータでする、という具合に考えるので説得性に欠けるのである。教育の必要性は、社会で生きていくためには人間関係、コミュニケーション能力、社会性、国際性、創造性、判断力などが必要であることを体験させ、納得させなければ学習者には理解されず、したがって学習もされないのである。単に知識が多いという知能指数（ＩＱ）が高いだけでは、二十一世紀を満足に生きられないことを若者たちは肌で感じ取っている。これからは、コンピュータで収集した情報（知識）を基にして、企画し創造し予見する能力と人間関係を育成する人間性、社会性、国際性に富んだ人格を習得できる教育が求められているのである。このような能力をイギリスの心理学者チャールズ＝Ｅ＝スピアマンは、総合的知能ＩＱ（g）と呼んだ。ＩＱが言語的知能とか空間的知能など個々の知能を示すのに対して、ＩＱ（g）は総合する知能を表しているのである。そして最近の研究により、この総合的知能は大脳の前頭連合野の働きであることが分ってきた。北海道大学医学部の澤口俊之教授は、この前頭連合野の総合的知能指数をＰＱ（Prefrontal Quotient）と呼んでいる。

要するに、教育の成果を評価するのに、知育の結果である学力テストだけで判断するのは問題である。なぜなら、それは血液検査の数値だけを見て全身の健康状態を判断しているような危険性があるからである。それはそれで大変重要な指標であるが、不十分である。教育も同じで学力テスト以外に、体育の結果である体力あるいは実行力や、徳育の結果である精神力（公徳心、遵法精神、奉仕精神など）のデータを加えた三者の総合評価を行うべきである。

四　この章のまとめ

古くから教育者たちは、何をいかに教育すればよいかを考え、いろいろな教育論を提出している。それらを概括すると、「学習者にはあらかじめ教えるべきものを確定しておいて、それを習得するまで徹底的に強制的に学習させなければならない」とする管理教育論と、反対に「学習者には彼等の自主性を尊重し、彼等が学びたいものを学びたい時に自由に学習させればよい」という自由教育論に大別され、これらの教育思想は二大潮流となって交互に教育史の表面に浮かび上がって来ている。

他方、食についても十九世紀以降から栄養学者たちによって、何をどれだけ食べればよいか

が研究され、「生物には何をどれだけ食べればよいかを決定する能力が先天的に備わっているので、自然の摂理に任せればよい」とするホメオスタシス（恒常性維持）説と、ホメオスタシスには限界があるので、「人間は栄養学の研究成果に基づいて、必要な栄養素とカロリーを摂取するよう管理すべきである」との栄養管理説の二つに分かれていたが、現在では後者の意見が定説になっている。

ここで、食の考え方を教育に適用し、三大栄養素に相当するものを知育・徳育・体育の三育であると考えると、現在の教育は知・徳・体のバランスが崩れ、知育偏重になっているので、まずこの三者のバランスがとれたカリキュラムの必要性を強調した。

そして、必須アミノ酸に相当する基礎科目は全科必修の定食方式とし、教養科目はいくつかの大皿からそれぞれ好みのものを取り分ける中華料理方式、専攻科目は希望するものを選ぶバイキング方式とすることを推奨した。

なお、教育の実施に当たっては、知育・徳育・体育をそれぞれ独立した三本の柱とせず、位相空間のクローバの結び目のように連続した三つの環となるよう知・徳・体の育成に関連性をもたせることが重要で、教育成果の評価に際しては、学力のみを対象とせず体力、精神力も加えた総合評価の採用を提案した。

おわりに

日本の文化の中には、世界に誇ることのできるものや国際的レベルに達しているものもあれば、残念ながら世界のレベルより遅れている分野や劣っているものもある。

たとえば、日本国民の平均寿命は厚生省の統計によれば、第二次世界大戦後の一九四七年では男性五十・〇六歳、女性五十三・九六歳であったが、保健・衛生・栄養・医歯薬学の進歩、医療保険制度の充実などの結果、二〇〇〇年には男性七十七・六四歳、女性八十四・六二歳に達し、男女とも世界第一位になっている。

一方、教育についてみると、戦後の一九四六年に新しい日本国憲法が公布され、翌一九四七年に教育基本法が制定され、学校教育法も制定されて義務教育が六年から九年に延長され六三三四の新学校教育制度が発足した。この新学校教育制度により戦後日本の教育は、目覚しい経済発展に支えられて自由で民主的な理想の教育が花開くであろうと大いに期待されたが、文部省の一九九八年度学校基本調査報告書によれば、不登校生が小学生で二万六〇一四人、中学生が一〇万一六八〇人で合計すると一二万人を超えている。また、「いじめ」は一九九七年の全国

小学中学高校で四万二七九〇件発生しており、これは一校当たり一・一件の割合である。この他にも、学級崩壊、殺人事件などが連発している状況である。大学でも六〇年、七〇年の安保反対の学園闘争を契機として大学改革が行われたが、成果が出ないうちに大学生の授業中の私語が絶えないとか、反対にゼミでは死語つまり何の意見発表も質問もしないとか、キャンパスのレジャーランド化や大学生の学力低下、創造性の欠如などが指摘されている。

学校教育に対して、一九七〇年頃からイヴァン＝イリッチやパウロ＝フレイレらがディスクーリング（脱学校教育）を唱えて、学校教育そのものが固定化された社会制度の中に人間性を封じ込めるものであるとして反対し、学校という特定の施設において専門職の教師から一定の教育内容を学ぶという方式から脱却して、社会生活全域の中で教育することを実践している。このような学校教育否定論が実際に行われるほど、今日の学校教育は危機的状況に直面しているのである。一体、なぜこうなったのであろうか。

ここで再び肉体の糧である食について考えてみると、戦中戦後の食糧不足の時代には一日の必要カロリー量を確保するのも困難で栄養失調に陥りがちであったが、経済復興と共に食糧の供給も豊富となり国民の栄養状態も好転すると、むしろ栄養は過多気味となり肥満からくる糖尿病、心臓血管性疾患、脳卒中などの疾患が増加してきた。この時、これらの疾患は食べものの

の質と量の食べ方を中心とした生活習慣に問題があることが指摘され、質と量の両面においてバランスのとれた食生活をするように、あらゆるメディアを通して啓蒙されたことが国民の健康増進、長寿社会実現にとってきわめて効果的であった。ここで大切なことは栄養では五大栄養素のバランスがとれていること、さらに栄養と運動と休養のバランスがとれているように指導したことである。

翻って、国民が食以上に関心を抱いていた教育に眼を向けると、教育には三大要素として、徳育・知育・体育があり、この三者のバランスがとれていることが必要であるのに戦後日本の教育は知育偏重に陥り、知識の詰め込みとそれをどれだけ記憶しているかのテストと、その成績の偏差値による輪切り評価が日本の若者を序列化し選別してきた。多様で多才な人間の能力をただ一種類の物差しで測ることは無謀であり、間違いを犯すもとである。事実、ガリレオがいったように「徳なき教育は知恵ある悪魔を作る」結果を招いてしまったように思われる。今こそ、食から得られた教訓を生かして、知・徳・体のバランスのとれた教育を実施し、その教育成果はペーパーテストによる学力（知育）評価だけでなく、徳目を実現させせようとする精神力（徳育）とリーダーシップや実行力（体育）を加えた三者を総合して評価する方法に改めなければならないと思っているが、浅学菲才のため間違いも多いことを恐れている。医、歯、薬、

栄養ならびに教育関係の諸賢のご批判をお待ち申し上げる。

最後に、口腔保健協会企画課の方々に感謝すると共に、本書担当者に大変お世話になり心よりお礼申し上げる。

平成十六年一月

参考文献

(1) Funakosi, M., et al. : Effects of mastication on postnatal developments of brain, In MECHANOBIOLOGICAL RESEARCH ON THE MASTICATORY SYSTEM, Ed. K. Kubota, VEB Verlarge für Medizin und Biologie, Berlin, 1989.

(2) Winter, B., Winter, R. : EAT RIGHT BE BRIGHT, St. Martin's Press Inc., 1988.

(3) Onozuka, M., et al. : Reduced mastication stimulates impairment of spatial memory and degeneration of hippocampal neurons in aged SAMP8 mice, Brain Res. 826 : 148-153, 1999.

(4) Kato, T., et al. : The effect of the loss of molar teeth on spatial memory and acetylcholine release from the parietal cortex in aged rats, Behav Brain Res. 83 : 239-242, 1997.

(5) Yamamoto, T., Hirayama, A. : Effects of soft-diet feeding on synaptic density in the hippocampus and parietal cortex of senescence accelerated mice, Brain Res. 902 : 255-263, 2001.

(6) Momose, T., et al. : Effect of Mastication on regional cerebral blood flow in humans

examined by positron-emission tomography with ^{15}O-labelled water and magnetic resonance imaging, Arch. oral Biol. 42 : 57-61, 1997.
(7) Harvey, P. H., et al. : Brain size and ecology in small mammals and primates, Proc. Natl. Acad. Sci. USA, 7 : 4387-4389, 1980.
(8) Sorgatz, T. : Lesithin, Technological Biological and Therapeutic Aspects, ed by Hanin, I., Ansell, G. B., Plenum Press, 1987.
(9) Linger, F. F. : Am. J. Public Health, 23 : 255, 1933.
(10) シング牧師著、中野善達、清水知子訳：狼に育てられた子、福村出版、一九七七。
(11) 堂本暁子：よい歯がつくる元気な子供、那覇市学校歯科保健大会特別講演録、一三四-一四四、一九九四。
(12) 船越正也、佐橋喜志夫：咀嚼と学習効果、日本歯科評論、六二〇：七三-八四、一九九四。
(13) 黒柳徹子：窓ぎわのトットちゃん、五四-五五、講談社文庫、一九九八。
(14) 神田三郎：口腔保健指導が児童の体格並びに精神発育に及ぼす影響に関する研究、九州歯科学会雑誌、十一：五四〇-五六二、一九五八。
(15) 藤田恒夫：腸は考える、岩波新書、一九九一。
(16) 西村昌数：離乳・成長・妊娠・順化などと食材のカフェテリア―マウスの離乳における中脳路核の生来的役割について―日本咬合学会誌、二：一-九、二〇〇二。

(17) 澤口俊之：食性と脳の進化、日本咀嚼学会雑誌、八：一〇、一九九八。
(18) 小嶋祥三：サルの音声発達とヒトの音声言語、咀嚼システムの形成と適応、一三九-一四七、風人社、一九八八。
(19) 亀田和夫：ヒトの構音機構、咀嚼システム形成と適応、一五一-一五七、風人社、一九八八。
(20) 土谷善則編：ガム嚙む読本、株式会社ファミリー、一九九九。
(21) 船越正也、川村早苗：咀嚼と痴呆、歯科技工、二九：八三九-八四一、二〇〇一。
(22) 平良梨津子ほか：粉末食飼育が老化促進マウスの成長・老化に及ぼす影響、小児歯科学雑誌、三七：七八九-八〇九、一九九九。
(23) Sarnat et al. 著、河村洋二郎監訳、岡達、船越正也、藍稔校閲：顎関節疾患―診断と治療方針―、医歯薬出版、一九八三。
(24) Pavlov著、林 髞訳：条件反射学、三省堂、一九四三。
(25) 可児弘明：鵜飼、中公新書、一九六六。
(26) 嶋井和世、木村邦彦、瀬戸口孝夫、出浦滋之監修：グレイ解剖学〔II〕、廣川書店、一九八二。
(27) 新村洋史編著：食と人間形成、青木書店、一九八五。
(28) 樋口謹一訳：ルソー全集、第六巻、エミール、白水社、一九八三。
(29) 咀嚼研究センター設立推進グループ編：嚙まない人はだめになる、風人社、一九八七。

(30) 文部省特定研究「咀嚼システムの基礎的研究」総括班編：咀嚼システム入門、風人社、一九八七。
(31) 文部省特定研究「咀嚼システムの基礎的研究」総括班編：咀嚼システムの形成と適応、風人社、一九八八。
(32) 香川靖雄ほか：朝食欠食と寮内学生の栄養摂取量、血清脂質、学業成績、栄養学雑誌、三八：二八三−二九四、一九八〇。
(33) 投石保宏、佐橋喜志夫、船越正也：ガム咀嚼が自覚的覚醒度に及ぼす効果、日本咀嚼学会雑誌、三：二三−二六、一九九三。
(34) 二木武：かむ子は育つ、主婦の友社、一九八五。
(35) 溝口貞彦：教職のための教育史、東研出版、一九八六。
(36) 中野光、志村鏡一郎編：教育思想史、有斐閣、一九八六。
(37) 上寺久雄監修、山口彦之編：新しい道徳教育への提言、世界日報社、二〇〇〇。
(38) 日本栄養・食糧学会監修、坂本元子、木村修一、五十嵐脩責任編集：世界の食事指針の動向、建帛社、一九九八。
(39) 硲哲ほか：食物の選択はいかに制御されているか？日本咀嚼学会雑誌、十二：六七−七三、二〇〇三。
(40) 高木和男：食と栄養学の社会史、科学資料研究センター、一九七八。

(41) 古河太郎、本田良行編：現代の生理学　第三版、金原出版、一九九四。
(42) 健康・栄養情報研究会：第六次改定日本人の栄養所要量食事摂取基準の活用、第一出版、二〇〇〇。
(43) 小林修平：FAO/WHO世界栄養会議—何が討議され、何が問題となったか—、栄養学雑誌、五一：二四三-二四五、一九九三。

船越正也（ふなこし　まさや）

1954年　大阪大学歯学部卒，同学部助手
1959年　大阪大学歯学部講師
1963年　大阪大学歯学部助教授
1971年　岐阜歯科大学教授
1981～1985 年　岐阜歯科大学副学長
1985～1989 年　朝日大学歯学部長
1986～2001 年　学校法人朝日大学理事
1989～2001 年　朝日大学学長
2001 年～　朝日大学名誉教授，学校法人参与

社会活動
1987～1991 年　文部省学術審議会委員
1988～1991 年　日本学術会議口腔機能学研連委員
1990～1999 年　東海地区大学野球連盟会長
1997～1999 年　厚生省厚生科学審議会委員

主な著書
歯学生理学〔共著〕（医歯薬出版）1967
味覚と嗅覚の科学〔共著〕（朝倉書店）1972
図説歯学生理学〔共著〕（学建書院）1980
歯科生理に強くなる本（クインテッセンス出版）1983
ラーメン大好き〔共著〕（新潮文庫）1985
噛まない人はだめになる〔共著〕（風人社）1987
病態口腔生理学（学建書院）1990

賞
1995年　日本歯科医学会会長賞
1998年　岐阜県私学教育功労賞
2005年　瑞宝中綬賞

食と教育　——咀嚼と脳から考える——

2004 年 1 月 30 日　第 1 版・第 1 刷発行
2007 年 5 月 30 日　第 1 版・第 2 刷発行

著者　船越正也
発行　（財）口腔保健協会

〒 170-0003　東京都豊島区駒込 1-43-9
振替 00130-6-9297　電話(03) 3947-8301(代)

乱丁・落丁の際はお取り替えいたします．　三報社印刷・愛千製本

ISBN 978-4-89605-194-0　C3247

食と教育

——咀嚼と脳から考える——

船越正也